眼科入门系列

眼整形手术学习精要

YAN ZHENGXING SHOUSHU XUEXI JINGYAO

主　编　秦　伟

副主编　贾仁兵　刘　荣

U0345631

河南科学技术出版社

·郑州·

内容提要

本书是"眼科入门系列"丛书之一,分为眼解剖基础、眼整形基本技术、眼睑整形、泪道成形、眼窝整形、眼眶外科、手术录像 7 章,对常用的、容易掌握的眼整形手术,包括皮肤和眼轮匝肌切除矫正儿童下睑内翻、Hotz 手术矫正上睑内翻、睑板部分切除矫正老年性下睑外翻、外眦部睑板条带固定矫正麻痹性下睑外翻、全切开法重睑成形术、外路法眼袋去除术、上睑提肌缩短术、上睑提肌腱膜修复术、额肌瓣悬吊术、L 形皮肤切除矫正内眦赘皮、Y-V 成形术、Fox Z 成形术、眼睑缺损的修补、眼睑裂伤的处理原则、鼻泪管探通与插管术、内镜泪囊鼻腔吻合术、泪小管断裂吻合术、结膜囊成形术、义眼台植入术、单纯性眶下壁或内壁骨折整复术、眼眶平衡减压术等做了重点介绍。为方便读者掌握,第 7 章选择性地制作了 15 个手术录像。本书对眼眶整形基础知识和术式介绍详尽,内容实用,特别适用于年轻眼科医师和整形科医师学习参考。

图书在版编目（CIP）数据

眼整形手术学习精要/秦伟主编. —郑州：河南科学技术出版社，2020.9

ISBN 978-7-5725-0125-8

Ⅰ.①眼⋯　Ⅱ.①秦⋯　Ⅲ.①眼－整形外科学　Ⅳ.①R779.6

中国版本图书馆 CIP 数据核字（2020）第 153876 号

出版发行：河南科学技术出版社

北京名医世纪文化传媒有限公司

地址：北京市丰台区万丰路 316 号万开基地 B 座 1-115　邮编：100161

电话：010-63863186　010-63863168

策划编辑：梁紫岩

文字编辑：周文英

责任审读：周晓洲

责任校对：龚利霞

封面设计：中通世奥

版式设计：崔刚工作室

责任印制：陈震财

印　　刷：河南瑞之光印刷股份有限公司

经　　销：全国新华书店、医学书店、网店

开　　本：850 mm×1168 mm　1/32　**印张**：6.75　**字数**：164 千字

版　　次：2020 年 9 月第 1 版　　2020 年 9 月第 1 次印刷

定　　价：98.00 元

主编简介

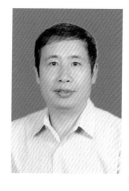

秦　伟　主任医师,教授,医学博士,硕士研究生导师。澳大利亚阿德莱德皇家医院访问学者。学术任职:中华医学会眼科分会眼整形眼眶病学组委员,中国医师协会眼科分会眼整形眼眶病专委会委员,中国抗癌协会眼肿瘤分会常委,中国医师协会神经修复专委会视觉修复学组委员,海峡两岸医药卫生交流协会眼科专委会眼科内镜微创手术学组副组长,重庆市医学会眼科专业委员会眼整形眼眶病学组组长,中西医结合眼科学会重庆市分会副主任委员等。

承担国家自然科学基金和重庆市自然科学基金课题多项,参与完成863课题1项。发表专业学术论文60余篇,其中在SCI收录的国外期刊发表论文8篇。主译《眼整形手术彩色图谱》(人民军医出版社,2015),主编《内镜泪道手术彩色图谱》(人民卫生出版社,2018)、《活体形态学·面颈卷》(科学出版社,2006),副主编《儿童眼病临床诊疗手册》(科学出版社,2017),参编本科教材《视觉神经生理学》(人民卫生出版社,2018)、《眼科学学习指导及习题集》(人民卫生出版社,2016),等。荣获第六届中国百名优秀青年志愿者奖、中华眼科学会奖。获重庆市科学技术进步一等奖和军队医疗成果二等奖各1项。

编者名单

（以姓氏笔画为序）

王　沙　中南大学湘雅医院

王　毅　北京大学人民医院

王耀华　南昌大学附属眼科医院

卢　蓉　中山大学中山眼科中心

刘　荣　华中科技大学同济医学院附属同济医院

李曾显　重庆好美医疗美容门诊部

杨东运　重庆杨东运医疗美容诊所

余　涛　陆军军医大学西南医院

宋　欣　上海交通大学医学院附属第九人民医院

张　将　武汉大学附属爱尔眼科医院

张　颖　四川大学华西医院

张　黎　河南省人民医院

郑　莎　陆军军医大学西南医院

姜绍秋　重庆好美医疗美容门诊部

秦　伟　重庆北部宽仁医院

贾仁兵　上海交通大学医学院附属第九人民医院

徐晓芳　上海交通大学医学院附属第九人民医院

高　阳　中山大学中山眼科中心

郭　波　四川大学华西医院

涂云海　温州医科大学附属眼视光医院

谭　佳　中南大学湘雅医院

序

　　作为整形外科的一部分,眼整形外科已引起眼科和整形外科的重视。随着科技的进步,导航、内镜、显微镜、影像学、病理学新技术和眼眶新材料的应用,以及对眼睑、泪道和眼眶解剖的深入认识,眼整形手术领域的新知识迅速涌现。近年来,我国眼整形外科取得了长足进步。为满足人们不断增加的求美需要,进一步加强低年资眼整形医生的学习培训具有重要意义。为了方便眼科和整形科低年资医师的眼整形手术学习,需要编写一本入门学习的参考书。

　　秦伟教授为中华医学会眼科分会眼整形眼眶病学组委员,在第三军医大学西南医院从事眼整形医教研工作的过程中,不断吸收、积累和创新。他采用显微镜技术进行眼整形美容手术,采用内镜技术进行眼眶整形和泪道成形手术,使手术更加精准、微创。本书的编写团队中,包括10余家单位的专家和业务骨干,既有从事眼整形的眼科医师,也有整形外科医师,有助于学科知识交叉和相互分享临床经验。在编写过程中,主编借鉴了其主译《眼整形手术彩色图谱》的经验,内容求精、简明实用,并以图解的方式将常见的眼整形手术呈现出来。本书重点介绍了一些常用的、容易掌握的眼整形手术,以及手术适应证、术前评估、术前准备、术后处理和手术注意事项等。第 7 章为手术录像,也是本书编写的一个亮点,以更直观的方式帮助低年资眼整形医师快速学习和掌握专业技术。

希望编写团队继续跟踪眼整形新技术、新发展,能够有更多的新内容呈现给读者。

范先群

2020 年 1 月

前　言

　　随着时代的发展,人们对美的需求越来越强烈。眼整形作为整形外科的一部分,已经引起眼科和整形科医师的广泛重视,有兴趣学习的医师也不断增多,因此我们编写《眼整形手术学习精要》一书,为低年资医师学习提供入门级的参考书。

　　本书在内容组织上,力求实用、易学、技术先进,既有传统的经典术式,也有被广泛公认的创新术式。突出微创手术的理念,如眼科显微镜应用于眼整形手术,使手术中的解剖细节更为清晰,并衍生了小切口手术和微整形手术;又如内镜技术在部分眼整形手术中应用,并在适应证把握上有了新认识,增加了手术的准确性和安全性。在国外的眼整形书中,泪道成形包含在眼整形的范畴之内,为此我们选择性纳入了一部分基础的泪道成形手术。

　　本书侧重于临床实践,选择一部分基础手术制作录像,如下睑倒睫矫正术、显微镜下小切口重睑成形术、显微镜下小切口上睑下垂矫正术、显微镜下内眦分裂痣-邻近皮瓣修补术、显微镜下下睑色素痣-板层滑行皮瓣修补术、内镜辅助泪道探通术等,以期能够增加读者对手术的理解,并能从中受益。

　　在本书的编写团队中,既有从事眼整形的眼科医师,也有整形外科医师,他们互相分享临床经验。在此,对于每位编者所付出的努力、经验、合作和奉献,以及芮煜华博士对本书的插图绘制工作表示诚挚感谢!

对书中存在不妥或争议之处,敬请广大读者批评指正!

2020 年 1 月

目　录

第1章

眼解剖基础

第一节　眼　　睑

眼睑分为上睑和下睑,覆盖于眼球表面。上睑以眉为上界,下睑与面颊部皮肤相延续,无明确下界。上睑下界及下睑上界即为上、下睑睑缘。在年轻人中,睑裂垂直高度为 8～9mm,水平长度为 26～28mm。上、下眼睑在内侧和外侧以约 60°的角度相交。平视前方时,上睑缘位于上方角膜缘下 1.5～2mm,下睑缘位于角膜下缘。睑缘宽约 2mm,分为前、后唇,前唇钝圆,后唇呈直角,紧贴眼球壁。前唇由皮肤覆盖,后唇由结膜覆盖,皮肤结膜交界处缺损血管,呈灰色线状,称为灰线。前唇近灰线处有睫毛,而后唇近灰线处有睑板腺开口。眼睑组织由前向后依次分为 5 层:皮肤、皮下组织层、肌层、纤维层和结膜层(图 1-1-1,图 1-1-2)。

一、眼睑皮肤

眼睑皮肤是全身皮肤最薄的部位,其厚度为 0.25～0.55mm,容易形成皱褶。其真皮层内富含弹性纤维,使眼睑皮肤富有弹性和延展性,同时皮下疏松结缔组织丰富,使皮肤易于移动和伸展,有利于眼睑灵活地运动。

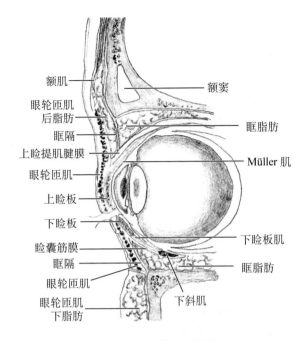

额肌 ——————— 额窦

眼轮匝肌
后脂肪 ——————— 眶脂肪
眶隔
上睑提肌腱膜 ——————— Müller 肌
眼轮匝肌

上睑板

下睑板
——————— 下睑板肌
睑囊筋膜
眶隔 ——————— 眶脂肪
眼轮匝肌

眼轮匝肌
下脂肪 下斜肌

图 1-1-1　眼睑矢状位

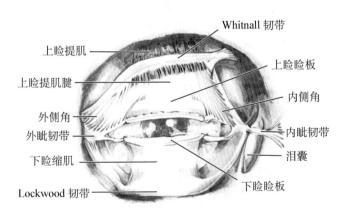

Whitnall 韧带

上睑提肌 ——————— 上睑睑板

上睑提肌腱 ——————— 内侧角

外侧角 ——————— 内眦韧带
外眦韧带

下睑缩肌 ——————— 泪囊

Lockwood 韧带 下睑睑板

图 1-1-2　睑板、眦韧带、上睑提肌及下睑缩肌

二、皮下组织层

眼睑的皮下组织层是由大量疏松结缔组织构成的,将皮肤与肌肉组织层疏松地连接起来,含有少量脂肪,因此局部发生炎症、心功能障碍或肾功能障碍时容易出现水肿。

三、肌层

上睑由浅入深包括眼轮匝肌、上睑提肌(上睑提肌腱膜)、Müller 肌,下睑由浅入深包括眼轮匝肌、下睑缩肌。

1. 眼轮匝肌　属于横纹肌,是覆盖于眼眶最表层的肌肉组织,其肌纤维围绕睑裂呈类同心圆排列。眼轮匝肌分为睑部轮匝肌、眶部轮匝肌和泪囊部轮匝肌三部分,其主要功能是封闭眶口、参与面部各种表情动作及闭合眼睑。睑部轮匝肌为眼轮匝肌的主要部分,其肌纤维起自眼睑内眦韧带,向外侧延伸呈半圆形,终止于外眦韧带。根据睑部轮匝肌的不同位置,还可以分为睑板前轮匝肌和眶隔前轮匝肌。眶部轮匝肌位于睑部轮匝肌的外围,覆盖于眶缘。泪囊部轮匝肌也称为 Horner 肌,其深部的纤维起始于泪后嵴后方的眶骨面,经泪囊后方到达睑板前方,浅部的肌纤维起始于泪前嵴。深、浅两部分轮匝肌纤维包绕泪囊,瞬目时轮匝肌的舒缩导致泪囊有序地缩小与扩张,参与泪道系统的泪液泵作用。

2. 上睑提肌　上睑提肌起始于总腱环上方蝶骨小翼的下方,向前方移行过程中经过 Whitnall 韧带变为一薄层纤维组织,即上睑提肌腱膜。Whitnall 韧带是白色坚韧的带状组织,由上睑提肌肌鞘增厚而形成,是上睑下垂手术中的重要解剖标志。Whitnall 韧带外侧于泪腺处呈纤维带状,并从眶部和睑部泪腺之间穿过,附着于 Whitnall 结节和外眦韧带;内侧止于滑车及附近骨壁。上睑提肌腱膜止于睑板前下 1/3,部分纤维穿过眼轮匝肌附着于上睑皮肤而形成重睑皱襞。

3. Müller 肌　属于平滑肌,起始于睑板上缘 15mm 处的上睑提肌腱膜下,走行于上睑提肌和结膜之间,附着于上眼睑睑板上缘。Müller 肌与上睑提肌腱膜连接疏松,与结膜连接紧密,故 Müller 肌与上睑提肌腱膜之间分离较易。Müller 肌受交感神经支配,交感神经兴奋时,可协同上睑提肌开大眼睑,收缩导致上睑开大约 2mm。

4. 下睑缩肌　下直肌及下斜肌肌鞘向前延续,形成下睑板肌和睑囊筋膜,止于下睑板下缘,共同组成下睑缩肌。当眼球向下方运动后时,下睑缩肌协同下睑向下方移位。

四、纤维层

1. 睑板　睑板是由致密的结缔组织、丰富的弹力纤维和大量的睑板腺组成,对眼睑起支持作用。睑板长约 29mm,厚约 1mm。上睑睑板宽度为 7～9mm,下睑睑板宽度为 3～4mm。睑板后方与睑结膜紧密连接,前方与睑部轮匝肌之间存在间隙,手术较易分离。闭眼时,上睑缘至上穹距离可达 20～25mm,睁眼时仅为 13mm。下睑缘距下穹约 10mm。

2. 眶隔　眶隔起自于弓状缘(眶缘处白色线状增厚骨膜),上睑眶隔止于上睑睑板上缘上睑提肌腱膜(眶隔与上睑提肌腱膜融合),下睑眶隔与下睑缩肌融合后止于下睑睑板下缘。眶隔由多层纤维结缔组织构成,强度因人而异。随着年龄增加,眶隔萎缩变薄,眶脂肪(规范名词为眶脂体)脱出,形成“眼袋”。

3. 眦韧带　眦韧带分为内眦韧带和外眦韧带,是将睑板与内外侧眶缘连接的致密纤维结缔组织。内眦韧带较宽阔,分前、后两支,前支附着于泪前嵴上方(上颌骨额突),后支附着于泪后嵴,即内眦韧带前、后支包绕泪囊前后。外眦韧带较窄而薄,附着于外侧眶缘后眶内的 Whitnall 结节上。

五、结膜层

睑结膜为眼睑最内面的一层组织,薄而透明,睑板面睑结膜与睑板联系紧密,穹部结膜与结膜下组织相对联系疏松,睑缘结膜与皮肤组织融合交汇,形成灰线。

第二节　泪　道

泪液系统包括泪液分泌系统和泪液排出系统两部分。泪液分泌系统包括泪腺、副泪腺、结膜杯状细胞,以及泪腺分泌导管等。泪液排出系统(即泪道系统)包括上、下泪点,上、下泪小管,以及泪总管、泪囊、鼻泪管等。泪道系统由膜性泪道和骨性泪道组成。

一、膜性泪道

1. 泪点　近内眦处上、下睑缘内侧各有一圆形隆起,称为泪乳头,泪乳头中央可见一类圆形小孔称为泪点,为泪道系统的起始部。泪点形态多种多样,多为圆形或椭圆形,也有裂隙状、马蹄形等。泪点紧贴眼球表面,周围环绕致密结缔组织,富含弹性纤维,泪点是泪小管的开口,最大可以扩张 5 倍。

2. 泪小管　泪小管为连接泪点和泪囊或泪总管之间的膜性管腔,内衬复层鳞状上皮,其直径为 0.3~0.5mm,可扩张 3 倍。泪小管全长约 10mm,上泪小管较下泪小管稍短,分为垂直部和水平部。垂直部长为 1.5~2mm,与睑缘垂直,继而向内侧成直角转弯,转弯处扩张形成壶腹。水平部长约 8mm,上泪小管向内下走行,下泪小管向内上走行。大部分情况下,上、下泪小管合并成泪总管,部分人群上、下泪小管分别开口于泪囊外侧壁。

3. 泪总管　目前认为,泪总管的解剖类型有三种(图 1-2-1)。文献报道三种类型的比例不一,但绝大多数研究结果是以 A 型为主,即大多数人群存在泪总管。

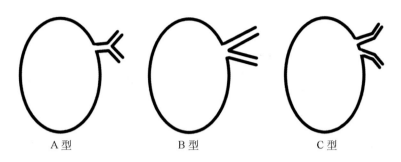

图 1-2-1　泪总管的三种解剖类型

注:A 型,有共同管;B 型,上、下泪小管并行开口于泪囊外侧壁,无共同管;C 型,上、下泪小管分别开口于泪囊外侧壁

4. 泪囊　泪囊位于骨性泪囊窝内,为膜性泪道体积最大的结构,连接上、下泪小管(或泪总管)与膜性鼻泪管,内衬假复层上皮(表层为柱状上皮,深层为扁平上皮)。泪囊上端为盲端,泪囊的上 1/3 被内眦韧带前、后支包绕,在急性泪囊炎及黏液囊肿型慢性泪囊炎中,泪囊的下半部不受内眦韧带前、后支的束缚,易向前方膨大。

5. 膜性鼻泪管　膜性鼻泪管为泪囊向下的延续,在泪囊与膜性鼻泪管交界处形成明显的狭窄,此狭窄为膜性鼻泪管的起始部。膜性鼻泪管按照走行,自上而下可分为骨内段和鼻内段。骨内段位于骨性鼻泪管内,鼻内段位于鼻腔外侧壁的黏膜下。膜性鼻泪管向下方延续逐渐增宽,至下鼻道开口处又变窄。膜性鼻泪管长为 11~20mm,直径为 3~4mm。膜性鼻泪管内存在数个黏膜瓣,其中最重要的黏膜瓣为 Hasner 瓣,位于鼻泪管末端开口处。Hasner 瓣可以完全关闭,以阻挡鼻腔内空气及分泌物因擤鼻、打喷嚏等返流入鼻泪管。

二、骨性泪道

骨性泪道主要由骨性泪囊窝和骨性鼻泪管组成。

1. **骨性泪囊窝**　骨性泪囊窝(图 1-2-2)位于眼眶内下眶缘后方,是由上颌骨额突形成的泪前嵴和泪骨形成的泪后嵴围成的窝状结构。上颌骨与泪骨连接形成的骨缝近乎垂直状态跨过泪囊窝,此连接缝称为泪颌缝。泪颌缝更加靠后方的患者,骨性泪囊窝主要由上颌骨构成,泪骨次要参与。大部分成年人泪颌缝更加靠近泪囊窝后方,即骨性泪囊窝主要由上颌骨构成,我们称之为 A 型泪囊窝。相反,如果泪颌缝靠前方,骨性泪囊窝则主要由泪骨参与构成,上颌骨次要参与,我们称之为 B 型泪囊窝。

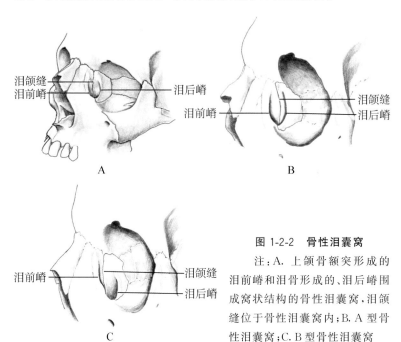

图 1-2-2　骨性泪囊窝

注:A. 上颌骨额突形成的泪前嵴和泪骨形成的、泪后嵴围成窝状结构的骨性泪囊窝,泪颌缝位于骨性泪囊窝内;B. A 型骨性泪囊窝;C. B 型骨性泪囊窝

上颌骨部分骨质厚实,泪骨薄弱,无论行外路还是行内路泪囊鼻腔吻合术,在制作骨窗前都需要探寻到泪颌缝作为解剖标志。大部分患者为 A 型泪囊窝,仅需咬除参与泪囊窝内侧部分上颌骨,就足够形成大的骨窗。如遇到 B 型泪囊窝,除需要咬除形成泪囊窝内侧上颌骨外,还需要向后方尽可能多地去除参与泪囊窝形成的泪骨,才可形成足够大的有效骨窗。在术前,泪道 CT 造影检查可发现患者骨性泪囊窝的类型,因此建议在行泪囊鼻腔吻合术前,应常规行泪道 CT 造影检查(图 1-2-3)。

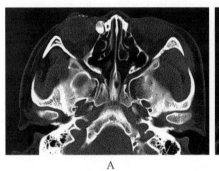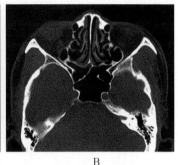

A   B

图 1-2-3 泪道 CT 造影

注:A. A 型骨性泪囊窝,泪颌缝位于骨性泪囊窝后方,上颌骨额突主要参与骨性泪囊窝构成;B. B 型骨性泪囊窝,泪颌缝位于骨性泪囊窝前方,泪骨主要参与骨性泪囊窝构成

2. **骨性鼻泪管** 大部分成年人骨性鼻泪管(图 1-2-4)同骨性泪囊窝一样,由上颌骨和眶部泪骨向下方延伸部分构成骨性鼻泪管。极少部分人骨性鼻泪管完全由上颌骨构成,这部分人鼻泪管往往比较狭窄。鼻泪管在下行过程中,其走行个体化差异比较大,行泪道探通或探查时应特别注意,以防形成假道。

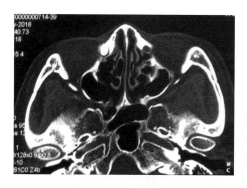

图 1-2-4　泪道 CT 造影

注：水平位，双眼骨性鼻泪管由骨质较厚的上颌骨及骨质薄弱的泪骨构成，右侧鼻泪管造影剂显影

第三节　眼　眶

一、眶骨

（一）骨性眼眶

骨性眼眶（图 1-3-1）位于面中部，毗邻鼻旁窦（又称副鼻窦）及颅脑，左右各一，基本对称分布。每侧眼眶由额骨、颧骨、上颌骨、蝶骨、筛骨、泪骨和腭骨构成（7 块）。单侧眼眶内侧壁与外侧壁呈 45°角，双侧眶的外侧壁形成约 90°角，左、右眼眶的内侧壁基本平行。每侧眼眶的眶口为四边形，向眶内延伸为四壁，呈四棱锥形腔，眶腔容积为 25～28ml。

1. 眶缘　由额骨、颧骨和上颌骨围绕形成的四边形眶口，称为眶缘。其中，额骨构成全部上方眶缘、内侧眶缘及外侧眶缘上方部分，颧骨构成外侧眶缘下方部分和下方眶缘外侧部分，上颌骨构成下方眶缘内侧部分和内侧眶缘下方部分。眶口横径约40mm，垂直径约35mm，眶口后方约1cm眶壁凹陷，为眶内横径和垂直径最大处。眶缘圆滑且质硬，具有保护眼球及眶内软组织

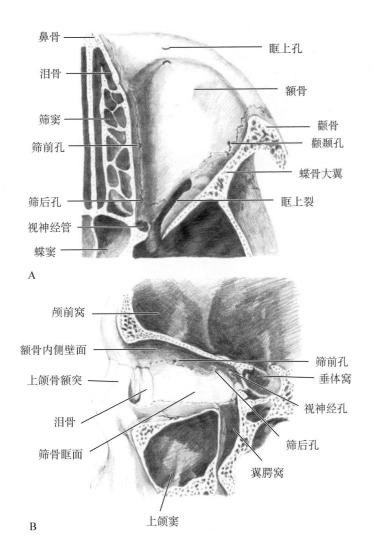

鼻骨

泪骨

筛窦

筛前孔

筛后孔

视神经管

蝶窦

眶上孔

额骨

颧骨

颧颞孔

蝶骨大翼

眶上裂

A

颅前窝

额骨内侧壁面

上颌骨额突

泪骨

筛骨眶面

筛前孔

垂体窝

视神经孔

筛后孔

翼腭窝

上颌窦

B

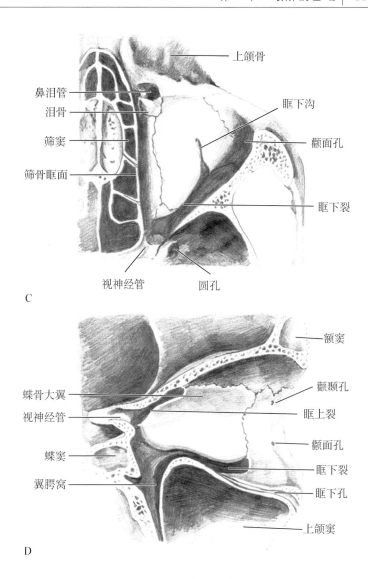

图 1-3-1 眼眶四壁

注:A. 眶顶壁;B. 眶内侧壁;C. 眶底壁;D. 眶外侧壁

的作用。眶上缘最为突出，眶外缘最为坚实。在眶上缘内 1/3 处，约 2/3 的人群发育形成眶上切迹，约 1/3 的人群发育形成眶上孔，有眶上神经血管束自眶上切迹或眶上孔穿出。眶上缘和眶内上缘的手术，术中需要仔细辨认这一解剖标志，避免损伤眶上神经。眶下缘中部下方 4～10mm 处可见眶下孔，眶下神经和眶下动脉经该孔穿出，眶下神经支配面颊部皮肤的感觉。眶下缘内侧及眶内缘交界处为泪囊窝，泪囊窝底部为鼻泪管上口，泪囊窝外后方为下斜肌起点。此区域及附近的手术，需要小心分离，避免损伤泪道及下斜肌。内侧眶缘与上方眶缘交角后方约 5mm 处，可见圆形凹陷，为滑车的附着点。滑车为 U 形的软骨环，上斜肌肌腱通过该软骨环。部分人群滑车软骨环可发生钙化，眼眶异物伤患者需要与异物进行鉴别。

2. 眶壁　眶上壁呈三角形，大部分由额骨构成，后方小部分由蝶骨小翼构成。眶顶壁前方外侧可见较大的凹陷，称为泪腺窝，容纳眶部泪腺。眶上壁前部内上方毗邻额窦，发育充分的额窦可占据几乎全部眶顶壁。眶上壁毗邻额窦之外的区域与前颅组织毗邻。眶上壁后方的蝶骨小翼根部形成一圆形骨管，称为视神经管。

眶内壁大体呈矩形，两侧眶内侧壁几乎与正矢状面平行，自前向后依次由上颌骨额突、泪骨、筛骨眶面和小部分蝶骨构成。其中，筛骨眶面所占面积最大。筛骨眶面厚度非常薄，仅为 0.2～0.4mm，称为眶纸板，眼眶部外伤极易发生爆裂性眶内侧壁骨折。眶内壁大部分区域毗邻筛窦，筛窦病变容易侵蚀眶纸板而蔓延至眶内，内镜下的筛窦手术也容易损伤眶纸板。内镜下鼻窦手术以损伤内直肌及视神经最为常见。筛骨眶面与额骨眶面内侧衔接，称为额筛缝。额筛缝为前颅底和筛窦腔的分界线，眶内手术及鼻内镜鼻窦手术须准确辨认该解剖标志，避免损伤该缝隙及缝隙上方的额骨眶面（引起脑脊液鼻漏）。在泪后嵴后方 16～42mm 的额筛缝处，可见筛前孔，有 2/3 的人筛前孔位于泪后嵴后方 20～

25mm 处,筛前孔内有筛前神经及筛前动、静脉通过。在视神经管眶口前方 5～10mm 的额筛缝处可见筛后孔,筛后孔内有筛后神经及筛后动、静脉通过。眼眶手术中,筛前孔及筛后孔为重要的解剖标志,如其间通行的神经血管束影响手术,可根据情况进行电凝,以避免眶内或鼻窦内出血。

眶下壁呈三角形,由上颌骨眶面、颧骨眶面及腭骨眶突组成,其中以上颌骨眶面为主。部分人群眶下壁腭骨眶突缺失,完全由上颌骨眶面及颧骨眶面组成。眶下壁内侧起自筛骨与上颌骨交界形成的筛上颌缝,外至眶下裂,下后方延伸达眶下裂后端。眶下壁骨质菲薄,眼部外伤容易导致其爆裂性骨折。眶下壁毗邻上颌窦,上颌窦病变容易侵蚀眶下壁而侵犯眶内软组织。

眶外壁呈三角形,由颧骨眶面、额骨颧突和蝶骨大翼眶面构成。眶外壁前部与颞窝毗邻,后部与颅中窝毗邻。外侧眶缘中点向眶外壁内侧边缘走行 2～3mm 可见骨面小隆起,名为眶外结节(Whitnall 结节),外直肌节制韧带、眼球悬韧带、外眦韧带及上睑提肌腱膜的外角,均附着于该结节表面的骨膜。眶外壁手术结束后须将眶外结节骨膜复位。颧骨眶面可有 1～2 个骨孔,名为颧眶孔,为颧神经血管束的入口,出口在颞窝形成颧颞孔,其间通行颧颞神经血管束,出口在颧骨颊部形成颧面孔,其间走行颧面神经血管束。眼眶手术如遇颧神经血管束影响操作,可电凝后切断。

(二)孔和裂

1. **眶上裂** 眶上裂是蝶骨大翼和蝶骨小翼之间的裂隙,是眶上壁和眶外壁至眶尖的交汇区。眶上裂前窄后宽,长约 22mm,为眼眶和颅中窝之间的重要通道,其间有动眼神经、滑车神经、外展神经、三叉神经的眼支、眼静脉、交感和副交感神经通过。眶上裂内段位于视神经管口下方,较宽,呈逗号形状,从内向外逐渐变窄,内侧宽部走行短,外侧窄部走行长,窄部与宽部交界处外侧为一小的骨性凸起,称为外直肌棘。总腱环(Zinn 环)是颅内骨膜及硬脑膜延续到达眶尖处增厚形成的纤维环,除下斜肌外的所有眼外肌和上睑提肌均起始于总腱环。总腱环附着于视神经管管口上、内、下方骨壁,以及眶上裂外直肌棘,包绕视神经孔并穿行于眶上裂,将眶上裂分隔成三部分。总腱环上方的眶上裂内走行有滑车神经、额神经、眼上静脉和泪腺动脉的回返支。总腱环内自上向下走行有动眼神经上支、鼻睫神经、睫状神经节的交感根、外展神经、动眼神经下支和眼下静脉。眼下静脉有时候走行于总腱环下方眶上裂。

2. 眶下裂　眶下裂为蝶骨大翼下缘与上颌骨眶面、腭骨眶突之间的骨裂,是眶外壁与眶下壁的分界线,前界被颧骨封闭,长度约 20mm。眶下裂的后界位于视神经孔下方,起始于眶上裂的宽部,起始部向后方延续为圆孔,后部与翼腭窝相通,前部与颞下窝相通。圆孔内走行三叉神经第 2 支上颌支,向前方进入眶下沟,进而进入眶下孔形成眶下神经。其他还有颧神经、蝶腭神经节分支、汇集入翼腭丛静脉的眼下静脉分支穿行于眶下裂。

3. 视神经孔　视神经孔位于眶上壁后方,为视神经眶内段进入视神经管的开口,被总腱环所包绕。视神经管由蝶骨小翼的两个根与蝶骨体的外侧面构成,长度为 8～12mm,在矢状位约 35°方向向后和向上走行,其间走行视神经管内段,眼动脉走行于管内段视神经下方。视神经管全程管壁厚薄不均,通常情况下眶口部及颅口部较厚,中部较薄,而又以视神经管毗邻鼻窦方向最薄,视神经管骨折最易发生于毗邻鼻窦侧管壁。此解剖基础同时提示内镜下经蝶筛入路打开视神经管壁较容易,且损伤小,但是眶口和颅口较厚,需要尽量做到视神经管"全程"减压。大部分人群视神经管内侧毗邻蝶窦,当蝶窦、后组筛窦发育过度时,前床突可完全气化,视神经管可部分或全程走行于蝶窦、后组筛窦腔内。

二、眶内容物

(一)眼外肌

眼外肌是眼眶内主要的骨骼肌(又称横纹肌),包括 4 条直肌、2 条斜肌和 1 条上睑提肌,负责眼球的自主运动和上眼睑的上提运动。4 条直肌及上斜肌共同起源于眶尖部总腱环,上睑提肌起始于总腱环上方的蝶骨小翼下面,下斜肌则起始于鼻泪管上端开口外后方。动眼神经上支支配上睑提肌、上直肌,动眼神经下支支配内直肌、下直肌和下斜肌。上斜肌由滑车神经支配,外直肌由外展神经支配。眼外肌的血供主要由眼动脉发出的肌支供应。

(二)神经支配

1. *视神经*　视神经是指视盘到视交叉的一段视觉通路,是由视网膜神经节细胞发出的轴突集中形成的神经束,全长 45～50mm,横径 3～4mm。根据视神经走行的位置分为四段:①球内段,由视盘起到巩膜管为止,包括视盘和筛板部分,长为 0.7～1mm,是整个视路中唯一可用肉眼看到的部分。②眶内段,是从筛板至视神经管的眶口部分,长为 25～30mm,在眶内呈"S"状弯曲走行,利于眼球转动自如不受牵制。③管内段,为通过骨性视神经管部分,长为 4～9mm。管内段视神经与蝶窦、后组筛窦等相毗邻,关系密切。由于处于骨管紧密围绕之中,当头部外伤、骨折等可导致此段视神经严重损伤,称为管内段视神经损伤。④颅内段,指视神经管颅口到视交叉部分,长约 10mm。

2. *眼眶的运动神经*

(1)动眼神经:起源于中脑动眼神经核,它进入海绵窦并在其外侧壁硬脑膜中向前走行,从海绵窦经总腱环分为两支进入眼眶。分为上支和下支,并分出部分神经纤维到睫状神经节,称为睫状神经节短根,节后发出神经纤维至瞳孔括约肌和睫状肌,司调节瞳孔收缩。

(2)滑车神经:起源于中脑动眼神经核复合体尾部的滑车核。在海绵窦内,在动眼神经下方的侧壁硬脑膜内走行,于总腱环上方眶上裂进入眼眶,继而于上直肌-上睑提肌复合体与眶顶壁之间向前内侧走行,再以扇形分成 3～4 支由上斜肌腹面进入肌腹。眶上壁的钝性外伤及手术,容易损伤滑车神经。

(3)外展神经:起源于脑桥的运动核,在颅内蜿蜒至海绵窦,位于三叉神经内侧,在海绵窦内前行,与颈动脉相邻。在眶上裂总腱环底部进入眶内,在动眼神经外侧,于外直肌后 1/3 处进入肌腹。外展神经颅内走行较长,在颞骨岩部走行与骨质十分接近,当出现颅底骨折、颅内高压等,容易损伤外展神经。

3. 眼眶的感觉神经 眼眶的感觉神经支配主要来自三叉神经的眼支,即眼神经。眼神经在海绵窦走行于动眼神经和滑车神经下方,进入眶内之前,在海绵窦内分为 3 支,分别是泪腺神经、额神经和鼻睫神经。泪腺神经和额神经于总腱环外经眶上裂进入眶内,鼻睫神经经总腱环内眶上裂入眶。泪腺神经入眶后沿外直肌上缘前行进入泪腺和上、下睑颞侧皮肤及结膜。额神经入眶后走行于上睑提肌和眶顶之间,走行过程中分为 2 支:滑车上神经和眶上神经。滑车上神经属于额神经内侧分支,在滑车上方出眶;眶上神经在眶上切迹或眶上孔处出眶。鼻睫神经入眶后发出 5 条小的感觉分支:睫状神经长根、睫状长神经、筛后神经、筛前神经、滑车下神经。

(三)血管系统

1. 动脉系统 眼动脉是眼眶及内容物最主要的血液供应,是颈内动脉的主要分支之一。眼动脉在视神经管内走行于视神经下方,在眶尖部入眶后向外、向上、向内绕过视神经,在其内上方前行。在眶内走行过程中分支如下:视网膜中央动脉、后睫状动脉、泪腺动脉、眼肌支、眶上动脉、筛前动脉、筛后动脉、鼻背动脉、滑车上动脉和睑内侧动脉等。

2. 静脉系统 眼眶静脉系统主要通过眼上静脉和眼下静脉回

流入海绵窦。眼上静脉经内眦静脉分支和眶上静脉汇合而成,向上、向外、向后至眼球后方进入肌锥内,在上直肌与视神经之间,向后经眶上裂进入海绵窦。眼下静脉起自眶底前端静脉丛及内眦静脉,向后分支经眶下裂与翼丛静脉联系,主干与眼上静脉汇合或单独经过眶下裂,或单独经过总腱环下方眶上裂进入海绵窦内。

三、眼眶手术间隙

眼眶的膜状结构将眼眶分为 4 个间隙,分别为:肌锥内间隙、周围间隙、骨膜下间隙和巩膜表面间隙。

1. **肌锥内间隙** 肌锥内间隙也称为中央间隙,由 4 条直肌及直肌间膜围绕而成。其前界为眶隔和眼球筋膜,周围以 4 条直肌及直肌间膜为界,后界为眶尖。此间隙前宽后窄,内包含有视神经、眼球运动神经、感觉神经、交感神经、副交感神经、血管及其分支。

2. **周围间隙** 为直肌间膜与眶骨膜之间的间隙,眶隔为前界,呈环形带状,内含脂肪,并有神经、血管通过。眶部泪腺和支配泪腺的神经、血管位于周围间隙的外上方。手术或外伤造成的周围间隙的渗液或出血,可向前行至结膜下或眼睑皮下,出现结膜下出血和皮下淤血。

3. **骨膜下间隙** 除了眶缘、眶骨内的孔和裂以外,眶骨膜和眶骨联系疏松,骨膜下间隙是其间的一个潜在腔隙,可因外伤或疾病出现积血、积脓等。

4. **巩膜表面间隙** 巩膜表面间隙位于眼球筋膜和巩膜之间,是一个潜在的间隙。

(王耀华　秦　伟)

参 考 文 献

[1] 范先群.眼整形外科学.北京:北京科学技术出版社,2009:100-109.

334-337.

［2］ 宋国祥.眼眶病学.2版.北京:人民卫生出版社,2010:1-12.

［3］ 肖利华,王毅.眼眶骨折的诊断与治疗.北京:人民卫生出版社,2014:
1-18.

［4］ 李冬梅.眼部整形美容手术图谱.北京:人民卫生出版社,2007:57-74.

［5］ Takahashi Y,Miyazaki H,Ichinose A,et al. Anatomy of deep lateral
and medial orbital walls: implications in orbital decompression surger-
y. Orbit,2013, 32(6): 409-412.

［6］ Borumandi F,Hammer B,Noser H,et al. Classifcation of orbital mor-
phology for decompression surgery in Graves orbitopathy: twodimen-
sional versus three-dimensional orbital parameters. Br J Ophthalmol,
2013, 97(5): 659-662.

［7］ Horn A K,Leigh R J. The anatomy and physiology of the ocular motor
system. Handb Clin Neurol,2011, 102: 21-69.

［8］ Adams M E,Linn J,Yousry I. Pathology of the ocular motor nerves
III,IV,and VI. Neuroimag Clin N Am,2008, 18(2): 261-282.

［9］ Korchi A M,Cuvinciuc V,Caetano J,et al. Imaging of the cavernous si-
nus lesions. Diagn Interv Imaging,2014, 95(9): 849-859.

［10］ Hayreh S S,Dass R. The ophthalmic artery,II. Intra-orbital course. Br J
Ophthalmol,1962, 46(3): 165-185.

［11］ Brismar J. Orbital phlebography. II. Anatomy of superior ophthalmic
vein and its tributaries. Acta Radiol Diagn,1974, 15(5): 481-496.

［12］ Feneis H,Dauber W. Atlas of human anatomy. Thieme,Stuttgart,
2000: 364-369.

第2章

眼整形基本技术

第一节　基本原则

一、手术时机

手术时机的掌握要根据具体情况,区别对待。

1. 年龄　以单纯美容为目的的手术,一般选择在 18 岁以后。特殊情况,如先天性眼睑缺损,应及早手术。

2. 视觉发育　先天性上睑下垂,遮盖瞳孔区时应尽早手术,至少 3 岁前手术。

3. 心理发育　先天性上睑下垂,存在心理发育的问题或患儿有手术愿望者,不管是否影响视觉发育,应适当提前手术,而不是在 18 岁以后。

4. 外伤　一部分外伤性上睑下垂可以自行恢复,建议在伤后半年至 1 年再考虑是否手术。机械性损伤或热灼伤,如果角膜暴露明显时应及早手术;否则,等待瘢痕软化后再手术。

二、术前评估

1. 询问病史　详细询问病史、月经史、外伤史、过敏史、手术史,包括感冒、正在应用的抗凝药物等。

2. 眼科评估

(1)评估视功能、眼表和眼内结构等。

（2）重睑手术前要评估睑板的宽度、眼睑皮肤和眶脂肪等情况。上睑下垂患者术前要评估上睑提肌肌力、Bell 征等，以及排除动眼神经麻痹、获得性 Horner 综合征、下颌-瞬目综合征（Marcus-Gunn 综合征）、特发性眼睑痉挛、偏头痛性上睑下垂、多发性硬化、眶上裂综合征、眶尖综合征、腔隙性脑梗死伴上睑下垂等神经眼科问题。

3. **全身情况** 注意心理状况、沟通能力、凝血状态、传染病、重症肌无力、高血压、心脏病、糖尿病等。60 岁以上的病人需要行肺功能等检查。

三、麻醉

麻醉方式有局部麻醉和全身麻醉。根据患者的年龄、心理、身体状况和手术特点等选择适当的麻醉方式。比如，合并心脏疾病或高血压的患者，全身麻醉会有助于减轻患者的焦虑情绪。

1. **局部麻醉** 眼整形手术通常采用含 1∶100 000 肾上腺素的 2% 利多卡因进行局部麻醉。如果手术持续时间长，建议应用长效麻醉药物。常见局部麻醉类药物的起效速度、持续时间见表 2-1-1。局部麻醉有时需要配合神经镇静类药物。注射麻醉药物时避开血管，推药前回吸判断是否刺入血管，可避免麻醉药物直接进入血管内。推药时尽量缓慢（建议采用 31G 的小针头），减少病人疼痛感觉。

2. **全身麻醉** 全身麻醉的风险非常小，适用于侵袭性大的手术（如眼眶手术）或沟通有困难的患者（如儿童）。

表 2-1-1 局部麻醉药物

药物名称	起效速度	持续时间（min）	分类	最大用量（mg）	备注
普鲁卡因	快	60～90	脂类	1000	低效，持续时间短
利多卡因	快	90～200	酰胺类	500	广泛应用，起效快
甲哌卡因	快	120～240	酰胺类	500	持续时间比利多卡因稍长
布比卡因	慢	180～400	酰胺类	500	持续时间长

四、切口

1. 设计　眼成形术的设计须注意以下问题。

（1）画线时机：在局部麻醉前画线，否则，注射麻醉药物后局部组织出现肿胀，较局部麻醉前增宽，局部麻醉后再画线不易判断宽度。

（2）皮纹：切口方向应尽可能与眼睑皮肤自然皱纹的方向一致，这样可使瘢痕隐蔽在皱纹之中（图 2-1-1）；切口方向应与眼轮匝肌收缩的方向一致，这样的切口张力小，不易裂开；由于皮肤弹力纤维的排列与皮纹方向一致，弹力纤维被切断得少，术后的瘢痕相对少。对于上睑的肿物，切口与重睑皱褶一致（图 2-1-2）；对于泪腺脱垂手术，在重睑皱褶做切口比较好（图 2-1-3）；下睑肿物，在下睑睫毛下做切口比较好（图 2-1-4）。

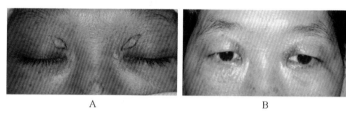

A　　　　　　　　B

图 2-1-1　沿皮纹切口

注：A. 在局部麻醉前画线，沿双眼睑皮肤自然皱纹的方向标记切除病变切口；B. 术后第 7 天拆线时外观，眼睑张力均匀，切口瘢痕不明显

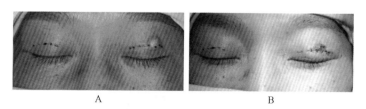

A　　　　　　　　B

图 2-1-2　沿重睑皱褶切口

注：A. 在局部麻醉前画线，沿重睑皱褶的方向标记切口；B. 左眼上睑肿物取出后，间断缝合切口

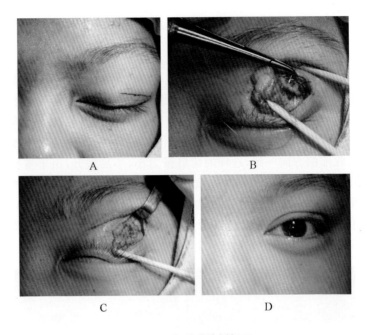

A B

C D

图 2-1-3　沿重睑外侧切口

注:A. 在局部麻醉前画线,沿左眼重睑皱褶的方向标记外侧切口;B. 暴露脱垂的睑部泪腺后,用 6-0 尼龙缝线固定缝合 2 针;C. 缝合固定在泪腺对应的外上方、眶缘后方骨膜上,使睑部泪腺回位、固定;D. 间断缝合切口后,重睑弧度良好

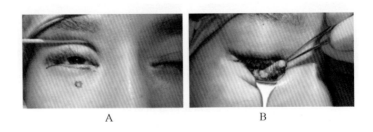

A B

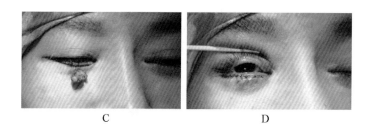

C　　　　　　　　　　D

图 2-1-4　沿下睑睫毛下切口

注:A. 在局部麻醉前画线,沿右眼下睑睫毛下 1mm 做水平方向的切口标记;B. 暴露下睑肿物;C. 取出下睑肿物;D. 平衡分布脂肪后,用 7-0 尼龙缝线间断缝合切口

(3)双眼的对称性:以双重睑为例,如果术前眉的高度不一致或上睑松弛的程度不一样,即使重睑设计的宽度对称,术后的重睑宽度也不一致(图 2-1-5)。同时,还要考虑术前双侧内眦赘皮的程度是否一致。

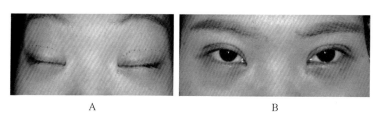

A　　　　　　　　　　B

图 2-1-5　双眼的对称性

注:A. 在局部麻醉前画线,沿双眼重睑形成皱褶的方向标记重睑手术切口;B. 术后 1 个月左眼轻度眉下垂,左眼重睑的宽度相对右眼稍窄

(4)睑板宽度:重睑宽度的设计最好不超过睑板宽度(图 2-1-6),否则,形成的重睑不自然,严重者呈"皮赘"样(图 2-1-7)。重睑宽度设计得合适时,重睑切口以下的皮肤平整,睫毛会适当翘起(图 2-1-8),看起来自然、有神。

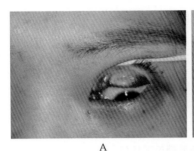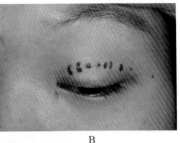

A   B

图 2-1-6　睑板宽度

注:A. 手术前翻转上睑,测量上睑的睑板宽度;B. 参照测量上睑的睑板宽度,在局部麻醉前画线,设计的重睑宽度在睑板宽度之内

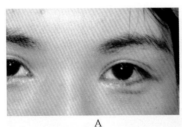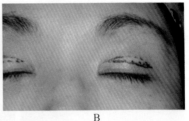

A   B

图 2-1-7　重睑宽度设计过宽

注:A. 重睑不自然,呈"皮赘"样外观;B. 门诊发现,手术切口偏高(上方线所示),超出上睑睑板上缘(下方线所示)4mm

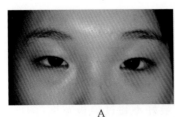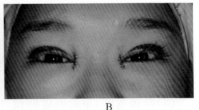

A   B

图 2-1-8　重睑宽度设计合理

注:A. 术前,单眼皮,上睑睫毛下垂;B. 参照测量的上睑睑板宽度设计,术后上睑睫毛适当翘起,较术前看起来有神

（5）下睑眼轮匝肌肌力：眼袋手术前，要看下睑眼轮匝肌肌力的强弱，避免在去除多余皮肤后出现下睑外翻。

（6）皮瓣血供：带蒂皮瓣，需要充分考虑眼轮匝肌的方向、蒂的宽度和长度、蒂的旋转角度、皮瓣的长宽比例、缝合张力等因素，确保皮瓣的血供充分（图 2-1-9）。

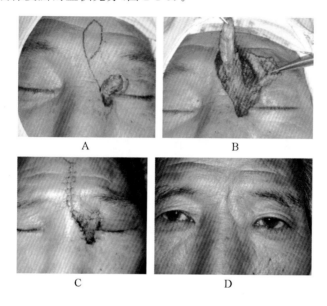

图 2-1-9 皮瓣血供

注：A. 为修补左眼内眦部缺损，在眉间画线设计皮瓣，皮瓣大小和形状根据缺损的大小和形状设计，考虑蒂的宽度和长度，取皮瓣区和皮瓣移植区的缝合张力等；B. 制作带蒂、不带皮肤的皮瓣；C. 皮瓣旋转后，间断缝合，修补缺损，取皮瓣区皮下减张缝合后再间断缝合切口，术后第 5 天，皮瓣周围少量缺血改变；D. 术后 3 个月，皮瓣修补良好

（7）皮片、皮瓣的收缩：由于皮片、皮瓣会产生不同程度的收缩，以及各种组织移植存在吸收率，在设计时要考虑到这一现象，特别是游离植皮的收缩。对于大面积植皮，必要时同时做睑缘粘

连术(图 2-1-10),术后半年根据复查情况再打开。

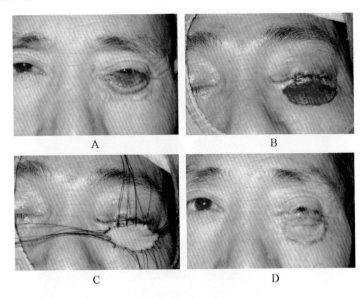

图 2-1-10　皮片收缩

注:A. 左眼下睑外翻;B. 沿左眼下睑睫毛下 2mm 做水平方向
的切口,松解瘢痕,做睑缘创面褥式缝合,可见较大的皮肤缺损;C.
根据皮肤缺损的大小和形状,取大于皮肤缺损的皮片,间断缝合;D.
术后 2 个月,皮片成活良好,半年后根据皮片移植区瘢痕软化的情况
决定是否打开睑缘缝合。通常,皮片移植后 1 年再打开

　　(8)缺损修补:根据皮肤缺损的大小和位置不同选择不同方
案。小的圆形、椭圆形浅层缺损,可选择直接缝合(图 2-1-11)、近
圆心双 V-Y 成形(图 2-1-12)、植皮(图 2-1-13);大的缺损,可选择
皮瓣成形(图 2-1-14)、植皮等。全层缺损的整形,内层结膜面的
修补采用残余结膜直接缝合或结膜瓣转移或唇黏膜移植等。一
些病例还需要睑板重建。

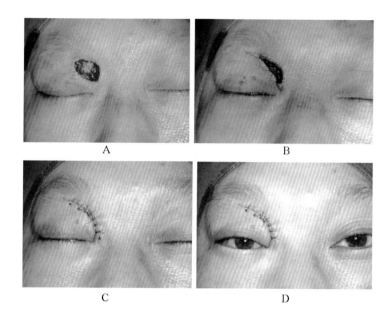

A

B

C

D

图 2-1-11　直接缝合

注：A. 右眼上睑椭圆形浅层缺损；B. 减张缝合后，在眼皮纹方向标记多余皮肤，并去除；C. 用 7-0 尼龙缝线间断缝合切口；D. 睁眼外观，眼睑皮肤张力分布较为满意

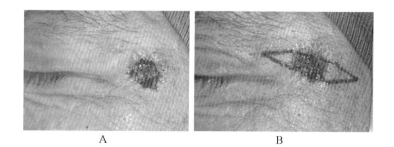

A

B

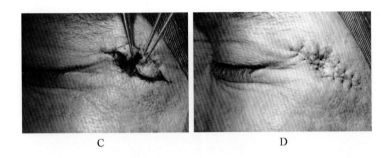

图 2-1-12　双 V-Y 成形

注：A. 左眼外眦部近圆形浅层缺损；B. 沿皮纹方向在圆形缺损两侧做"V"形标记；C. 形成两个带蒂的"V"形皮瓣，向中心移动、对位；D. 用 6-0 尼龙缝线间断 V-Y 缝合，修补缺损

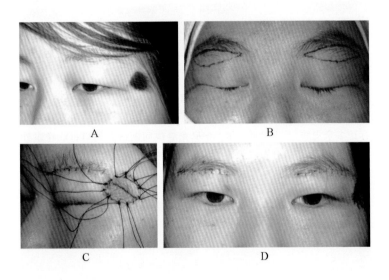

图 2-1-13　植皮

注：A. 左眼外眦部近圆形病灶；B. 因双眼上睑松弛，沿双眼眉下标记多余皮肤；C. 双眼眉下多余皮肤去除后，修建皮下组织，全厚皮对位缝合于缺损区，分层缝合双眼眉下切口；D. 双眼上睑松弛改善，植皮成活

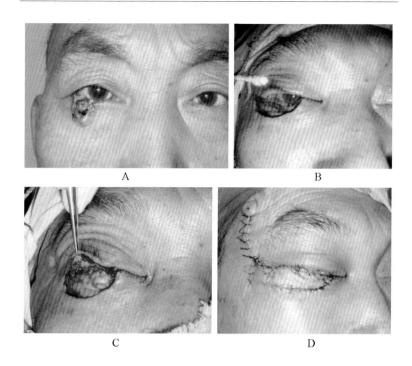

图 2-1-14　皮瓣成形

　　注:A. 右眼下睑外侧火山口状病灶;B. 去除病灶后,右眼下睑外侧巨大缺损;C. 上睑外侧后层与下睑残余结膜对位缝合;D. 右侧颞部邻近转移皮瓣修补缺损

　　(9)瘢痕:在再次或多次手术时,在不影响组织张力外形和功能的情况下,应尽可能把前次的瘢痕切除,并且切口可行原伤口入路切口(图 2-1-15)。

　　2. 切开方法

　　(1)刀片:常用 11 号尖头刀片,刀刃与组织面呈 45°~60°的角(图 2-1-16),是常用的方法。技术熟练时,一些皮肤薄的部位也可以采用刀刃朝上的方法(图 2-1-17),如果掌握不好的话,切口容易偏离标记。

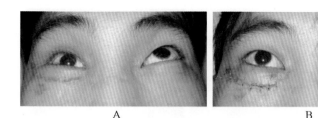

A   B

图 2-1-15　原路切口

注:A. 右眼下睑水平伤口,眼球内陷;B. 经右眼下睑原伤口入路切除瘢痕,眼眶骨折整复,术后双眼眼球突出度基本对称

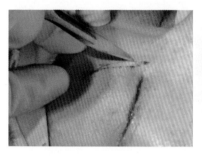 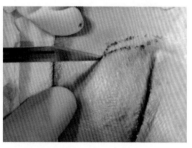

图 2-1-16　切开皮肤(1)   **图 2-1-17　切开皮肤(2)**

注:采用 11 号尖头刀片,刀刃与组织面呈 45°切开皮肤   注:采用 11 号尖头刀片,刀刃朝上切开皮肤

(2)电刀:采用电刀做皮肤切口时,电刀的参数要恰当,不同设备的参数会有差异。功率小时切不开,灼伤切口附近皮肤;功率过大时,同样会导致切口附近皮肤灼伤。

五、止血

1. 预防出血　女性患者,要避开月经期。口服阿司匹林、双嘧达莫或华法林等药物的患者,出血的风险增加。阿司匹林有抑制血小板的功能,应在术前 2 周停用。抗凝治疗的患者,术前应在内科医生的指导下暂停治疗。这类患者在术前必须检测凝血酶原时间,确保凝血功能正常。吸烟的患者,即使凝血功能正常,术中出血的概率仍然较不吸烟患者高。高血压患者容易出血,术前应控制血压。一些人平时血压正常,心理紧张可以引起血压增高,术前应调节心理状态。

2. 止血方法

(1)压迫止血:对于弥漫性渗血,经湿纱布压迫后多能止血,不损伤组织。压迫时间和用力要适当,避免引起眼球的血液循环问题。

(2)电凝止血:双极电凝止血,可缩短手术时间。电凝止血时,电凝镊子尖端要细,注意位置准确、能量合适,避免对周围组织的损伤。

(3)烧灼止血:在做翼状胬肉切除术和双重睑、眼袋矫正术等手术时,也可以应用烧灼止血。

(4)可吸收材料:使用可吸收材料促进血栓形成,如可吸收的明胶海绵、止血纱等。

(5)脑棉片:使用湿脑棉片或含有肾上腺素的湿脑棉片,对弥漫性渗血有一定的止血作用。

(6)骨蜡:对于骨内出血,采用骨蜡止血的效果确切。

(7)结扎止血:除非有较大的出血,一般不再用缝线结扎止血的方法。

六、分离

分离包括钝性和锐性两种:钝性分离是借助手术剪或止血钳张开时的张力,将组织分开,注意避免挤压和牵拉对周围组织引起的损伤;锐性分离是用手术刀(刀片或电刀)或手术剪进行切割或剪开,对周围组织的损伤较小,但是解剖结构辨认不清时,容易直接损伤血管、神经等。分离时要求在同一组织平面进行,解剖层次清楚,避免不必要或过度分离。

七、缝合

1. **缝线** 缝线一般分为可吸收线(普通肠线、铬肠线等)、不可吸收线(尼龙线、丝线等)。可吸收线一般用于义眼台手术的结膜缝合和结膜下软组织缝合,以及眼睑手术的无张力切口的皮下组织缝合等。作者常采用 6-0 的可吸收线,在缝合结膜切口、眦角和睑缘的无张力切口时,也采用 6-0 的可吸收线。不可吸收线一般用于睑板、皮肤缝合。作者常采用尼龙线,无张力的皮肤切口采用 7-0 尼龙线,皮下组织缝合常采用 6-0 尼龙线(眦角成形时皮下组织缝合常采用 7-0 尼龙线),也有因减张需要采用 5-0 尼龙线。内眦韧带缩短时采用 6-0 或 5-0 尼龙线。

通常,缝线自带缝针,不同厂家、不同型号的缝线,针的大小和形状也不同。缝针有三角针、铲型针和圆针,作者常采用带三角针的缝线。

2. **缝合器械** 作者习惯用显微的有齿镊子和针持。

3. **缝合方法** 缝合方法包括间断缝合、连续缝合和褥式缝合。

如果切口张力小或无张力,皮肤、皮下组织的缝合分别采用间断缝合,皮下组织的间断缝合应注意进针的方向,打结后将线结埋在深部。皮肤缝合也有采用连续缝合。义眼台手术的结膜缝合可采用间断缝合或连续缝合。如果切口表面张力明显,皮下组织做减张缝合或在切口两侧的皮肤、皮下组织间分离,再进行减张缝合,但缝合不能过紧。

在眼成形术中的褥式缝合采用水平褥式缝合,常用于睑缘粘连术、外眦成形术、结膜囊成形术等。

4. **拆线** 眼面部的皮肤缝合线一般在术后第 7 天拆线,如拆线时间超过 10 天,就会产生缝线瘢痕。青年人拆线时间适当提前些;老年或体弱病人,拆线时间适当延后些。

褥式缝合线一般在术后 14～21 天拆线,具体根据情况决定。

第二节　组织移植

一、皮片

全层皮肤移植须同时移植表皮和真皮组织。供体部位包括上眼睑、耳后、耳前、锁骨上区、手臂内侧,以及大腿内侧。供体部位皮肤应无毛发生长,以防移植区毛发再生。全层移植皮瓣在术后会存在一定程度的收缩。切除移植片后,将其翻转在湿纱布上,用剪刀修剪多余的皮下组织。

皮肤移植须评价移植区的血供情况。如果皮肤移植在裸露的睑板或眶隔上,可以将眼轮匝肌置于移植片的底部,增加植床的血液供应。间断对位缝合移植皮片。建议在移植皮片表面放置枕垫加固植片。放置 Telfa 敷料前,在移植片上做小切口,防止移植皮片下血液或渗出液的积聚。将裹上棉球的 Telfa 敷料垫枕于植片上,加强缝线固定,一般在术后第 5～7 天拆线。

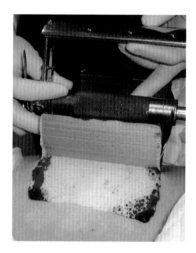

图 2-2-1　取皮

注:采用取皮机,从左侧大腿前部获得断层皮片

断层皮片是用机械方法(图 2-2-1)从供体部位获得,最常见的取材部位是大腿前部,标准厚度是 300～450μm。植片越薄,术后的收缩越重。对位缝合后用枕垫固定,在植皮区保持适当的压力。

二、皮瓣

皮瓣由具有血液供应的皮肤及其附着的皮下组织所组成,通过滑行、转位,修复缺损或改变瘢痕牵引方向,或变换组织的位置。眼成形术中常用的皮瓣有下述几种。

1. 滑行皮瓣　滑行皮瓣是利用缺损区周围皮肤的弹性和可移动性,在缺损区的一侧或两侧设计皮瓣,经切开和剥离后,向缺损区滑行来修复缺损。

(1)矩形滑行皮瓣:在缺损的一侧沿缺损缘上下(或左右)做平行辅助切口,剥离皮下组织形成一矩形的单蒂皮瓣,将皮瓣向缺损区滑行推进,覆盖创面(图 2-2-2)。除皮肤可滑行外,睑板和结合膜也可滑行。Cutler-Beard 桥型瓣就是一个滑行皮瓣,将下睑的皮肤-肌肉瓣滑行至上睑以修复上睑全层缺损。

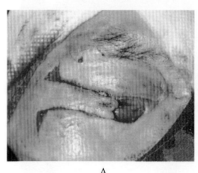 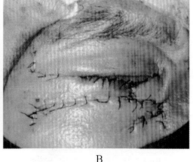

A　　　　　　　　　　B

图 2-2-2　滑行皮瓣

注:A. 去除右眼下睑病灶后,右眼下睑内侧近圆形缺损,做滑行皮瓣设计,外侧做三角形皮肤去除,以便于滑行;B. 滑行皮瓣对位缝合,修补缺损

（2）三角形滑行皮瓣：又称为 V-Y 成形术或 Y-V 成形术。

V-Y 成形术是将切口切成 V 形，经皮下剥离松解后，再缝合成 Y 形。这样便增加了与 Y 长轴方向一致的组织，减少了长轴方向的皮肤张力。常用于矫正轻度睑外翻、修补缺损等。Y-V 成形术是将切口切成 Y 形而缝合成 V 形，常用于矫正外眦圆钝和内眦赘皮（图 2-2-3）。

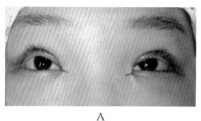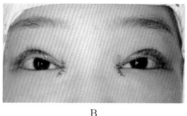

A　　　　　　　　　　B

图 2-2-3　Y-V 成形

注：A. 双眼重睑术中，可见明显的内眦赘皮。画线为 Y 形长轴；B. 向鼻根部 Y-V 移动，去除多余皮肤，用 6-0 尼龙缝线分层对位间断缝合

2. 旋转皮瓣　旋转皮瓣是在缺损边缘的一侧形成一局部皮瓣，按顺时针或逆时针方向旋转一定角度后，移植于缺损部位（图 2-2-4）。

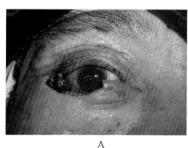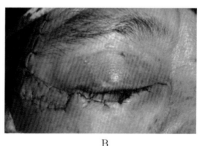

A　　　　　　　　　　B

图 2-2-4　皮瓣成形

注：A. 去除右眼下睑病灶后，右眼下睑外侧巨大缺损；B. 右侧颞部邻近皮瓣按顺时针方向旋转移植于缺损部位

3. 交错皮瓣 交错皮瓣又称为 Z 成形术,是局部皮瓣中应用最广、操作最简便、效果良好的一种皮瓣。主要用于松解线状或条索状瘢痕牵引,以及移位组织的复位,如眦角移位(图 2-2-5)、眉移位都可通过 Z 成形术加以矫正。由垂直于睑缘的线状瘢痕的牵引造成的睑外翻或睑缘切迹都可通过 Z 成形术加以矫正。轻度内眦赘皮也可以选择 Z 成形术。

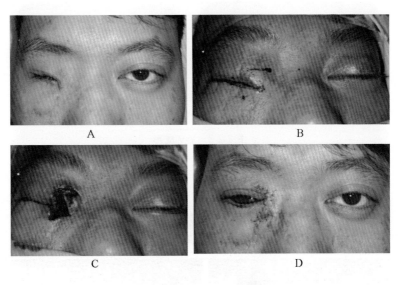

图 2-2-5　Z 成形术

注:A. 右眼内眦移位;B. 做 Z 形标记;C. 按标记做 Z 皮瓣;D. 交错皮瓣,固定内眦韧带,矫正右眼内眦移位

4. 风筝皮瓣 动脉岛状皮瓣的蒂部带颞浅动脉额支,制作烦琐,临床已经很少应用;旋转皮瓣的蒂部不带颞浅动脉额支,但是带皮肤,上睑选颞部,下睑选颧部或同侧上睑。风筝皮瓣在动脉岛状皮瓣和旋转皮瓣的基础上做了改进,其蒂部不带颞浅动脉额支,也不带皮肤。风筝皮瓣适用于眼睑肿瘤

（图 2-2-6）、下睑外翻（图 2-2-7）、眼睑闭合不全（图 2-2-8）、眼
睑外伤等的眼睑缺损重建。

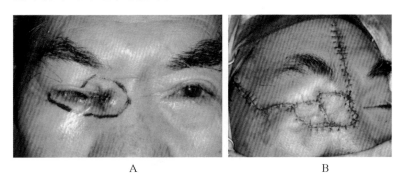

A

B

图 2-2-6　眼睑肿瘤

　　注：A. 右眼眼睑巨大溃疡型病灶；B. 为修补去除病灶后形成的巨大缺
损，在额部和右侧颞部分别设计风筝皮瓣，移植于缺损部位

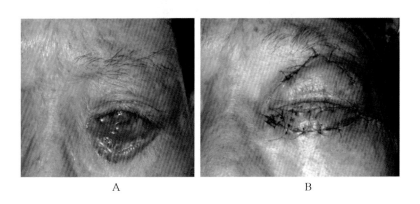

A

B

图 2-2-7　下睑外翻

　　注：A. 左眼下睑瘢痕性外翻；B. 为修补松解瘢痕后形成的巨大缺损，在
左侧颞部设计风筝皮瓣，移植于缺损部位

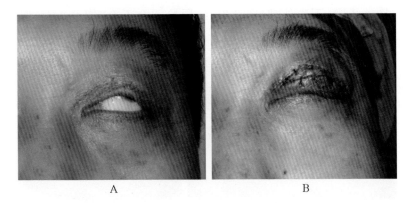

A   B

图 2-2-8　眼睑闭合不全

注:A. 左眼眼睑闭合不全;B. 为修补松解瘢痕后形成的缺损,在左侧颞部设计风筝皮瓣,移植于缺损部位

三、黏膜移植

　　眼成形术中常用的黏膜是唇黏膜、颊黏膜及硬腭黏膜。下唇的内表面黏膜最容易获得,需要更多黏膜组织时,可从上唇或面颊部内表面黏膜获得,取黏膜的方法类似于全层皮片。切除黏膜时应小心谨慎,避免伤及口唇、牙龈和腮腺导管。黏膜组织存在收缩,应取一个比缺损区大一些的黏膜植片。注射含肾上腺素的麻醉药后,锐性剥离获取全层黏膜移植片。先将附着于黏膜的结缔组织去除,然后将黏膜放置于含有抗生素的溶液里。供体部位尽可能减少烧灼。常用于结膜囊成形(图 2-2-9)、睑结膜重睑等。

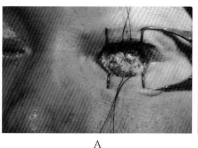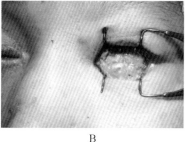

A   B

图 2-2-9　结膜囊成形

注：A. 松解狭窄的结膜囊后，形成巨大的创面；B. 根据创面需要的大小取唇黏膜，修剪唇黏膜下组织。按缺损形状，将修剪后唇黏膜适形移植于缺损部位

第三节　基本手术条件

一、显微镜

显微镜是一种借助物理方法产生物体放大影像的仪器。眼整形手术中，采用显微镜技术（图 2-3-1），可以清晰地看到细微解剖结构。

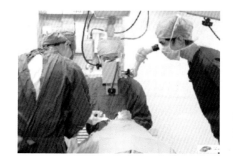

图 2-3-1　显微镜下眼整形手术

注：借助显微镜的眼整形手术，可以使手术更加微创，同时助手镜可以帮助教学

1. 医用佩戴式手术放大镜　1876年,眼科医生 Edwin Sea-misch 制作了第一副辅助手术的医用佩戴式手术放大镜。医用佩戴式手术放大镜分为头戴式(图 2-3-2)和眼镜式(图 2-3-3),常用2.5倍的放大倍数。现在,很多医生还在使用医用佩戴式手术放大镜。

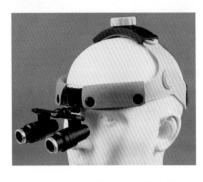 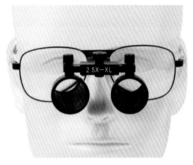

图 2-3-2　头戴式手术放大镜　　　图 2-3-3　眼镜式手术放大镜

2. 辅助手术显微镜　1921年,辅助手术的显微镜由瑞典卡罗林斯卡医学院的耳科医生 Carl Nylén 引入耳科。

3. 通用型手术室显微镜　1953年,为中耳手术设计了 OP-MI 1(Operating Microscope Number One)手术显微镜,被认为是通用型显微镜的鼻祖。之后,手术显微镜开始在眼科中应用,主要用于角膜、巩膜的手术。早期主要是眼科和耳鼻喉科医生使用。随着显微镜的技术进步,已经广泛应用于神经外科等,外科手术进入精细操作时代。

眼整形手术可以应用双目同轴照明、简易型手术显微镜(图2-3-4)即可。很多国产品牌的手术显微镜,也能满足景深和双目融合性能好、视野清晰等要求。选择低倍的放大倍数(如 2.5 或 4倍),可以满足手术野的要求。

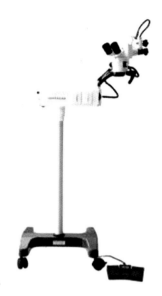

图 2-3-4　简易型手术显微镜

二、显微手术器械

在显微镜下采用眼科显微手术器械(图 2-3-5)实施眼整形手术,操作精细,减少了对血管等重要组织的损伤。术中出血少,创伤轻,这是眼科医生做眼整形手术的优势。

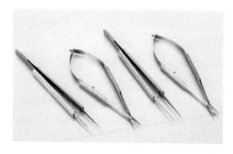

图 2-3-5　显微手术器械

注:眼科显微手术器械,自左向右分别为:显微无齿镊、角膜剪刀、显微有齿镊、显微针持

三、双极电凝镊

双极电凝镊的种类繁多,很多国产品牌的设备也能满足手术需要。根据个人喜好,选择双极电凝镊的长度和形状(图 2-3-6),建议选择尖端细点的镊子,如镊尖宽度为 0.2mm 或 0.4mm。

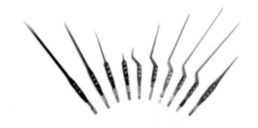

图 2-3-6　双极电凝镊

(秦　伟)

参 考 文 献

[1] 秦伟,阴正勤.眼整形手术彩色图谱.北京:人民军医出版社,2015.

[2] 范先群.眼整形外科学.北京:北京科学技术出版社,2009.

[3] 徐乃江.实用眼整形美容手术学.郑州:郑州大学出版社,2003.

[4] Iwayama T,Hashikawa K,Fukumoto T. A Novel Plastic Surgical Technique for Treating Congenital Entropion in Asians. PlastReconstr Surg Glob Open,2019,7(4):e2122.

[5] Kashkouli M B,Beigi B. Endoscopy in the field of oculo-facial plastic surgery. J CurrOphthalmol,2018,30(2):99-101.

[6] Choung H,Reshef E R,Tanking T,Freitag S K. A conjunctival-sparing surgical technique for lower eyelid cicatricial entropion repair in ocular cicatricial pemphigoid. Orbit,2019,7:1-8.

[7] Mutaf M,Temel M. A New Technique for Total Reconstruction of the

Lower Lid. Ann Plast Surg，2017，78(2)：171-177.

［8］ Lenake M N，McNab A A. The Posterior Approach Tarsal Switch Procedure for Myopathic Ptosis：A Modified Technique. Ophthalmic PlastReconstr Surg，2017，33(2)：129-131.

［9］ El-Khatib H A. Prefabricated temporalis fascia pedicled flap for previously skin-grafted contracted eye socket. PlastReconstr Surg，2000，106(3)：571-575.

［10］ Mendelson B C，Luo D. Secondary upper lid blepharoplasty：a clinical series using the tarsal fixation technique. PlastReconstr Surg，2015，135(3)：508e-516e.

［11］ Gujjalanavar R S，Girish A C. Total upper and lower eyelid reconstruction using deltopectoral flap. Indian J Plast Surg，2013，46（3）：581-583.

［12］ Meena M. Triple-Flaps for lateral canthus reconstruction：A novel technique. Oman J Ophthalmol，2012，5(3)：181-183.

［13］ Greco M，Vitagliano T，Fiorillo MA，Greto Ciriaco A. A new technique of upper eyelid blepharoplasty using the orbicularis muscle flap. Aesthetic Plast Surg，2012，36(1)：18-22.

［14］ Abenavoli F M，Lofoco G，DeGaetano C. A technique to correct floppy eyelid syndrome. Ophthalmic PlastReconstr Surg，2008，24（6）：497-498.

［15］ Chang H H，Suh E，Fortes B H，Zheng F，Cheng A M. Forehead galealpericranial flap for single-staged total upper eyelid reconstruction in sebaceous gland carcinoma excision. Int Med Case Rep J，2017，10：309-312.

第3章

眼睑整形

第一节　睑内翻

一、概念及分类

睑内翻是指睑缘向眼球方向内卷的眼睑位置异常,当内翻到一定程度时,睫毛会摩擦角膜,引起角膜刺激症状。根据其发病原因,可分为先天性、痉挛性、退行性、瘢痕性。睑内翻常与倒睫同时存在,但两者概念不能等同,倒睫可以由正常睑缘位置上的睫毛方向异常引起,也可由双行睫或乱睫引起。

二、术前评估

术前须检查眼球与眼睑位置关系,排除眼球突出或凹陷导致的眼睑位置异常;在裂隙灯下检查角膜,了解角膜受损情况;检查睑缘及睫毛,了解睑板腺功能及睫毛方向;检查眼睑及结膜,了解睑内翻的位置及程度,并了解其病因与分类。

(一)眼睑评估

1. 眼睑痉挛与松弛程度检查　眼睑用力闭合后再睁眼,看眼睑内翻是否出现或加重;眼睛往下看,看下睑是否随眼球下移,由此了解下睑活动度及下睑缩肌功能;检查者下拉患者下眼睑后松开,看下睑是否快速与眼球贴合,如恢复慢,提示眼睑水平张力减弱(图 3-1-1),也可以将眼睑向前拉,测量眼睑至眼球的距离。

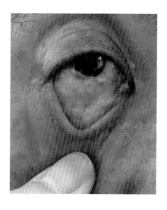

图 3-1-1　眼睑水平张力检查

注:用手指下拉下睑,发现
该患者下睑可被下拉的幅度大,
提示该患者下睑水平张力差。
若松开拉眼睑的手指,这类患者
的下睑自动复位常常缓慢

2. 结膜面检查　检查结膜是否有充血等炎症改变,是否存在
刺激眼睑痉挛的因素;检查结膜面是否有瘢痕,特别是上睑缘后
2mm 的结膜是否存在线状凹陷瘢痕(图 3-1-2)等瘢痕性睑内翻的
体征。

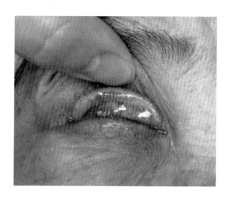

图 3-1-2　结膜瘢痕

注:上睑缘后 2mm 的结膜面可见线状凹陷瘢
痕,提示瘢痕因素参与该患者的睑内翻

3. 内眦赘皮的检查　先天性内翻倒睫的儿童常常伴有内眦赘皮,倒向型及明显的睑型内眦赘皮常与下睑内侧多余的皮肤及眼轮匝肌融合,这对于下睑内侧内翻倒睫的形成有一定的作用,可以根据具体情况选择内翻与内眦赘皮联合矫正(图 3-1-3)。

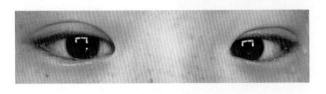

图 3-1-3　下睑倒睫与内眦赘皮联合存在

注:睑型内眦赘皮与下睑内侧多余的皮肤及眼轮匝肌融合,致使下睑内侧内翻倒睫

(二)睑内翻分类及手术方法选择

1. **先天性睑内翻**　常见于婴幼儿,如无症状,可以观察到学龄前部分患儿随着生长发育而自愈,其最常见部位是下睑中内 1/3 内翻。手术可以选择简单的下睑穿缝线术或皮肤眼轮匝肌切除术,相对于后者,前者手术快,损伤小,但复发率高。

2. **痉挛性睑内翻**　眼部炎症刺激导致眼轮匝肌痉挛收缩而引起睑内翻,睑内翻使睫毛接触角膜,进一步加重眼部炎症。打破这一恶性循环的首要治疗为控制眼部炎症,同时设法使睫毛不接触角膜。可临时用胶布粘贴在下睑中央,并向下拉翻转内翻的睑缘,使睫毛离开眼球;也可以在下睑眼轮匝肌注射肉毒素,放松痉挛的眼轮匝肌使下睑内翻恢复正常。待炎症控制后,内翻仍不能自愈者可参考退行性睑内翻行手术治疗。

3. **退行性睑内翻**　常见于老年人,由于皮肤、下睑缩肌、眶隔等组织的松弛,不能对抗眼轮匝肌收缩的力量而导致内翻。可见下睑缘内卷,有时睑缘及睫毛因内卷明显未显露,下拉下睑可使睑缘复位,但患者用力闭眼后睑缘又复内卷(图 3-1-4)。可选择多种手术方式,如皮肤眼轮匝肌切除术、眼轮匝肌缩短术、下睑缩肌腱膜修复术等。如果下睑横向张力差,可联合外眦韧带缩短术或下睑水平全层缩短术。

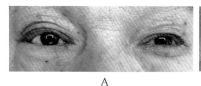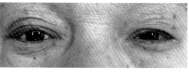

A　　　　　　　　　B

图 3-1-4　右下睑退行性睑内翻

注:A. 右下睑睑缘内卷,睫毛未显露;B. 下拉右下睑后眼睑可正常复位

4. 瘢痕性睑内翻　常见于上睑,由于睑板或结膜瘢痕收缩,使睑缘内卷所致。常见原因有严重的沙眼、眼睑结膜化学伤、外伤、肿瘤切除术后等原因。最常用的手术方法是 Hotz 法,也可根据具体情况选择其他方法,如下睑沟凹陷明显者,可以选择将下睑沟睑板切断后,做穹部眼睑缝线;睑板明显肥厚畸形者可选择睑缘灰线切开,睑板与眼轮匝肌之间分离,将睑板下拉,使眼睑前后两层错位,再做褥式缝合固定,使其错位愈合(图 3-1-5)。

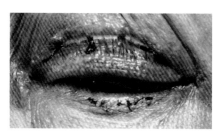

图 3-1-5　眼睑前后层错位缝合

注:沿上睑睑缘灰线做切口,下拉后层睑板,眼睑褥式缝合使眼睑前后层错位愈合

三、手术方法

手术方法众多,现选择操作简单,应用广泛的三种经典手术方法做具体介绍。

(一)下睑穹皮肤缝合术

1. 适应证 适用于先天性睑内翻,常应用于儿童。

2. 手术步骤

(1)全身麻醉或表面麻醉后眼睑局部浸润麻醉。

(2)用 4-0 丝线做褥式缝合,自下睑穿结膜进针,穿眶隔绕至睑板前,从睑缘下约 2mm 的皮肤出针(图 3-1-6)。褥式缝合可根据下睑内翻的位置确定,常分布于下泪点旁中内 1/3、下睑中部、中外 1/3。在皮肤面缝线穿硅胶管或在其下放棉垫减压后拉紧打结,使睑缘轻度外翻(图 3-1-7)。

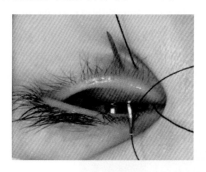

图 3-1-6 下睑内翻褥式缝合
注:自结膜穿进针,睑缘下 2mm 出针,两针间套硅胶管减张,在皮肤面打结形成褥式缝合

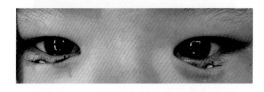

图 3-1-7 双下睑内翻缝线法矫正术后
注:因患儿外侧下睑无内翻,仅缝内侧及中部 2 对褥式缝合

（3）术毕涂眼膏，包盖术眼。

3. 术后处理　冰敷 2 天，局部每日消毒 1 次，1 周左右拆线。

4. 注意事项

（1）部分先天性睑内翻患儿仅中内 1/3 有睑内翻，可仅在中内 1/3 做褥式缝合。

（2）自皮肤面出针越靠近睑缘，线打结越紧，引起眼睑外翻程度越重。

（3）因术后有一定回退，手术宜适度过矫；术后约 1 周拆线，可根据睑缘外翻程度调整时间，如外翻明显，可提前拆线。

（二）皮肤眼轮匝肌切除术

1. 适应证　适用于下睑内翻倒睫，包括先天性、退行性、保守治疗无效的痉挛性睑内翻。

2. 手术步骤

（1）下睑下 2mm 用亚甲蓝画标记线，用镊子夹持多余的皮肤，亦用亚甲蓝标记（图 3-1-8）。

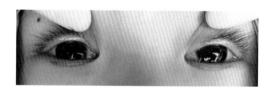

图 3-1-8　亚甲蓝画线

注：用亚甲蓝标记下睑切口及须切除的多余皮肤，画线范围根据睑内翻的范围及多余的皮肤量确定

（2）沿画线切开皮肤（图 3-1-9），去除多余的皮肤及眼轮匝肌（图 3-1-10）。

（3）用丝线间断缝合皮肤，若内翻严重，缝合时可带睑板前组织（图 3-1-11）；也可将切口前唇眼轮匝肌与睑板缝合（图 3-1-12），使睫毛外翘，再用缝线缝合皮肤（图 3-1-13）。

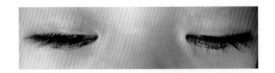

图 3-1-9 切开皮肤

注:沿亚甲蓝标记线切开皮肤,常呈新月形

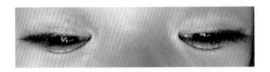

图 3-1-10 切除皮肤和眼轮匝肌条后

注:去除多余的皮肤和其下眼轮匝肌条,切口两端对合良好

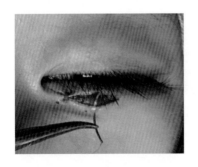

图 3-1-11 缝合时带睑板前组织

注:从切口下缘进针,带睑板前组织后从相应切口上缘出针,缝合后观察睑缘及睫毛方向

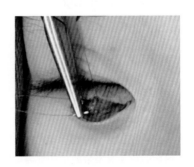

图 3-1-12 切口前唇眼轮匝肌与 睑板缝合

注:将切口前唇眼轮匝肌与睑板或睑板前组织缝合,观察睑缘及睫毛方向,皮肤须再缝合一层

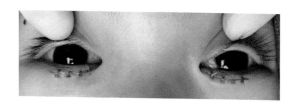

图 3-1-13　术毕

注:缝合后观察双眼下睑缘及睫毛方向,观察双眼对称性

(4)术毕涂眼膏,包盖术眼。

3.术后处理　冰敷 2 天,局部每日消毒 1 次,1 周拆线。

4.注意事项

(1)切口越靠近睑缘,瘢痕越不明显,可矫正的内翻程度越多,但过于靠近睑缘,内翻矫正过程中更难维持睑缘正常形态,故切口常做在下睑下 2mm。

(2)切口前唇眼轮匝肌与睑板缝合后,皮肤缝合时应注意进、出针仍带浅层眼轮匝肌,这样伤口较平整,避免形成下睑皮肤凹陷。

(3)皮肤缝合带睑板前组织或眼轮匝肌与睑板缝合时带的睑板组织越远离睑缘矫正内翻程度越大。

(三)Hotz 法

1.适应证　上睑瘢痕性睑内翻。

2.手术步骤

(1)结膜囊滴表面麻醉药,标记上睑重睑线,局部浸润麻醉,沿标记线切开皮肤(图 3-1-14)。

(2)皮下分离,去除一条眼轮匝肌,暴露睑板及上睑提肌腱膜附着处(图 3-1-15)。

(3)垫板放入上穹及上睑结膜下,以支撑眼睑及保护角膜。在上睑提肌腱膜附着端前,皮肤切口相应位置做基底向前、尖端向结膜的睑板楔形切除(图 3-1-16)。

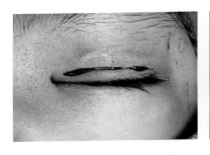

图 3-1-14　切开皮肤

注:根据原重睑线或对侧眼形态设计标记线,沿标记线切开皮肤

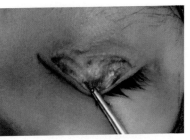

图 3-1-15　暴露睑板

注:去除睑板前眼轮匝肌条,暴露睑板,上图睑板已显露,仍须将切口上唇眼轮匝肌下分离,暴露出上睑提肌腱膜与睑板附着端

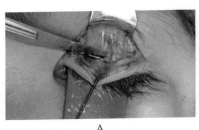

A

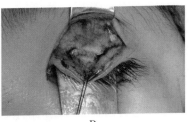

B

图 3-1-16　睑板楔形切除

注:A. 用尖刀片做睑板楔形切除,注意刀片角度及切睑板的深度,结膜面放垫板保护角膜;B. 切除后可见睑板中央楔形缺失

(4)用 6-0 尼龙线或丝线从切口下缘皮肤面进针,带睑板楔形切口上缘,从切口上缘皮肤面出针,使睑缘轻度外翻,并形成重睑(图 3-1-17)。

(5)术毕(图 3-1-18)涂眼膏,加压包扎术眼。

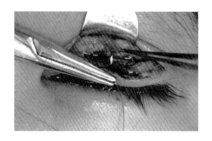

图 3-1-17　缝合皮肤

注:带楔形切口上缘睑板缝合皮肤

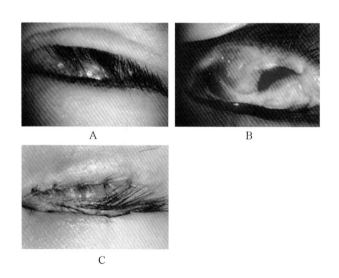

图 3-1-18　瘢痕性上睑内翻术前、术后对比

注:A. 术前见上睑内翻,结膜接触角膜,角膜因长期刺激而混浊;B. 术前结膜面见瘢痕愈合,睑缘粗糙;C. 术后即刻见睑缘及睫毛外翘

3. 术后处理

(1)术后第 1 天换药,每日消毒清洁伤口 1 次。

(2)术后第 7 天拆线。

4. 注意事项

(1)根据眼睑形态及内翻程度设计重睑线,适当靠近睑缘切开,矫正的内翻程度会增大。

(2)如果眼睑肥厚明显,可以用刀刃刮眼睑前层使其变薄。做楔形切除时,根据内翻程度决定切除睑板条的宽度,注意勿损伤上睑提肌腱膜,楔形切口基底朝前,尖端朝睑结膜方向,深度达睑板 2/3,用垫板在睑板下方保护,勿切穿睑板。

(刘 荣)

第二节 睑外翻

一、概念及分类

睑外翻是一种表现为部分甚至全部睑结膜向外翻转的眼睑位置异常。长期睑外翻会导致眼睑闭合不全,睑结膜充血、肥厚、上皮角化,严重者可发生暴露性角膜炎。临床上根据病因不同,分为瘢痕性、老年性、麻痹性、痉挛性和先天性睑外翻。

1. 瘢痕性睑外翻 相对常见,由各种眼睑外伤、慢性炎症、手术等导致局部瘢痕形成、眼睑前层(皮肤或皮下组织)的张力增大。

2. 老年性睑外翻 由于老年人的眼睑皮肤和肌肉松弛、内外眦韧带松弛、重力作用和不良拭泪习惯,引起睑外翻,通常发生在下眼睑。

3. 麻痹性睑外翻 由于面神经麻痹,致使其所支配的眼轮匝肌松弛,张力下降,在重力的作用下引起眼睑外翻,一般发生在下眼睑。

4. 痉挛性睑外翻　由于眶部眼轮匝肌的痉挛收缩导致的眼睑暂时性外翻。

5. 先天性睑外翻　极为少见,出生即有,因眼睑横径过长、眼轮匝肌无力造成。

二、手术方法选择

1. 瘢痕性睑外翻　根据具体情况选择不同的方法,如皮瓣转位、游离皮片移植、V-Y 成形术、Z 成形术等。

2. 老年性睑外翻　常用部分睑板切除的方法。

3. 麻痹性睑外翻　常用睑板条带悬吊的方法,亦可选择筋膜或眼轮匝肌固定。

4. 痉挛性睑外翻　多选择眼睑局部注射肉毒素,治疗后 4～6 个月再次注射。

5. 先天性睑外翻　一般无须手术,严重者可选择眼睑横径缩短的手术。

三、常用的手术方法

(一)皮瓣转位

1. 适应证　切除瘢痕后,缺损周围组织可以满足皮瓣制作的瘢痕性睑外翻。

2. 手术步骤

(1)局部麻醉后,在下眼睑睫毛下 1.5mm、平行睑缘切开皮肤,清除瘢痕组织,松解张力,使眼睑恢复到正常位置。

(2)根据皮肤缺损的大小和位置,选取周围可利用的皮瓣。

(3)切取皮瓣前,先标记出皮瓣大小。通常要求皮瓣外形与缺损形态一致、面积相等。

(4)按标记线切开皮肤,分离皮下组织,注意保护皮瓣蒂的血供。将皮瓣转位至缺损区。

(5)采用 6-0 尼龙线将皮瓣与缺损边缘的皮肤对位缝合。

（6）伤口处涂抗生素眼膏，包扎。

3. 术后处理　术后常规换药，第 7 天拆除皮肤缝线。

4. 注意事项

（1）皮瓣长度和基底宽度之比＜5∶1，否则，其尖端血液供应不足。

（2）皮瓣转位后，不要急于修掉"猫耳"，避免影响血供。也可以做成"风筝"皮瓣（无"猫耳"的问题）。

（二）游离皮片移植

1. 适应证　切除瘢痕后，缺损周围组织不能满足皮瓣制作的瘢痕性睑外翻（图 3-2-1）。

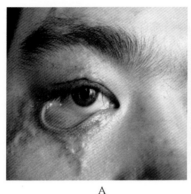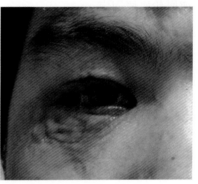

A　　　　　　　　　　B

图 3-2-1　右眼下睑瘢痕性外翻

注：A. 术前照片，右眼下睑外翻，可见较多瘢痕组织；B. 术后 3 个月照片，睑外翻矫正良好

2. 手术步骤

（1）局部麻醉后，在下眼睑睫毛下 1.5mm、平行睑缘切开皮肤，清除瘢痕组织，松解张力，使眼睑恢复到正常位置。

（2）如果睑外翻时间过长，睑板有水平拉长的现象，做一个基底在睑缘的、三角形或者五边形眼睑全层切除。采用 6-0 尼龙线对位间断缝合睑板,使眼睑水平张力恢复,眼睑位置恢复正常。

(3)皮肤缺损区充分止血。下睑植皮时,上、下睑部分缝合,使睑缘融合粘连(图 2-1-10B)。

(4)标记取皮区范围,一般略大于皮肤缺损区。局部麻醉后,沿标记切取全厚皮片备用,取皮后间断缝合切口。

(5)修剪皮片的皮下组织,覆盖在创面上,采用 6-0 尼龙线先缝合对角,然后再做间断缝合(图 2-1-10 C)。

(6)用刀尖在皮片上做数个 1～2mm 切口,以免皮片下积血。

(7)用凡士林纱布包裹棉球,压在植片区表面,"荷包"状打结、包扎。

3. 术后处理

(1)24 小时内全身应用抗生素预防感染。

(2)术后第 5 天打开"荷包",隔天换药观察皮片颜色,换药时局部涂抗生素眼膏;如换药时发现皮片呈紫色,且按压皮片有波动感,考虑皮片下有血肿,可用棉签将积血从皮片切口中挤出,继续用油纱包加压包扎。

(3)术后第 10 天拆线,睑缘粘连可于半年后切开。

4. 注意事项

(1)皮肤切口长度要略大于瘢痕长度。

(2)瘢痕组织与皮肤粘连比较紧,注意小心分离,避免损伤周围皮肤。

(3)取皮区一般选择与眼睑皮肤厚薄接近、相对隐蔽的部位。取皮顺序一般为:同侧或对侧眼睑、耳后、锁骨上、上臂内、腹部或者其他部位。

(4)下睑做游离植皮时,一定要做睑缘融合粘连,预防皮片收缩引起再次外翻。

(5)换药时谨慎操作,防止皮片移动,影响皮片成活。

(三)睑板部分切除

1. 适应证　常用于以下睑松弛为主的老年性睑外翻(图 3-2-2)的手术治疗。

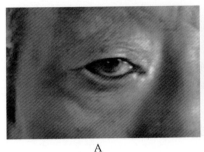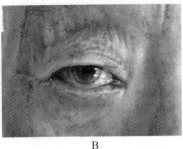

A   B

图 3-2-2　老年性右眼下睑外翻

注:A. 术前照片,右眼下睑外翻;B. 术后 3 个月照片,睑外翻矫正良好

2. **手术步骤**

(1)局部麻醉后,在下眼睑睫毛下 1.5mm、平行睑缘切开皮肤(图 3-2-3)。

(2)在眼轮匝肌下分离,暴露睑板组织。

(3)在下睑外侧 1/3 处做一垂直切口,切开睑板全层,至睑板下缘(图 3-2-4)。

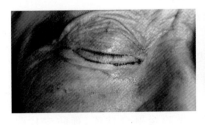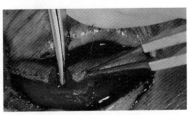

图 3-2-3　切口

注:右眼下睑睫毛下 1.5mm、水平皮肤切口

图 3-2-4　睑板全层切开

注:下睑外侧 1/3 处做一垂直切口,切开睑板全层

(4)将切口外侧睑板向内牵拉,达到张力适合时,与内侧睑板重叠的部分即为要切除的部分(图 3-2-5),将此部分做一个基底在睑缘的三角形或五边形切除(图 3-2-6)。

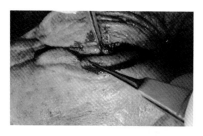

图 3-2-5　判断拟切除量

注:相对牵拉睑板至水平张力适度,睑板重叠的部分即为拟切除的部分

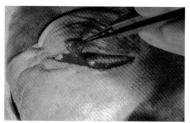

图 3-2-6　全层切除部分睑板

注:做一个以睑缘为基底的全层睑板三角形或五边形切除

(5)采用 6-0 尼龙线对位间断缝合两侧睑板切口,从睑缘开始依次向下缝合(图 3-2-7)。

(6)向外上方牵拉皮肤及眼轮匝肌,剪除多余皮肤后,采用 7-0 尼龙线连续缝合皮肤切口(图 3-2-8)。

(7)结膜囊内涂眼膏,包扎患眼。

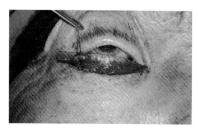

图 3-2-7　睑板对位缝合

注:采用 6-0 可吸收线对位间断缝合两侧睑板切缘,采用 6-0 可吸收线水平褥式缝合睑缘

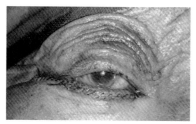

图 3-2-8　缝合皮肤切口

注:适当修整皮缘,用 7-0 尼龙线连续缝合皮肤切口

3. 术后处理 术后常规换药,术后第 7 天拆除皮肤缝线,第 10 天拆除睑缘缝线。

4. 注意事项 睑板缝合时,尽可能地准确对位睑缘,缝线深度达 2/3,切口密闭。

(四)外眦部睑板条带固定

1. 适应证 多用于麻痹性下睑外翻(图 3-2-9)和老年性下睑外翻。

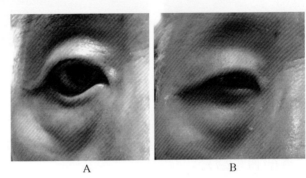

图 3-2-9 右眼下睑麻痹性外翻

注:A. 术前照片,右眼下睑外翻;B. 术后 1 周照片,睑外翻矫正良好

2. 手术步骤

(1)在距睑缘 2mm、平行睑缘皮肤水平画线标记,延长至外眦角外约 10mm。

(2)局部浸润麻醉后,沿标记线切开皮肤,切断外眦韧带的下支,分离、暴露睑下睑板。

(3)沿下睑缘下 2～3mm 处、水平剪开颞侧睑板(约 6mm),形成下睑睑板条带(图 3-2-10)。

(4)去除睑板条带颞侧 3～5mm 的表皮组织和结膜上皮(图 3-2-11)。

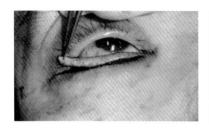

图 3-2-10　做睑板条带

注:沿距下睑缘下 2～3mm 处,水平剪开颞侧睑板约 6mm

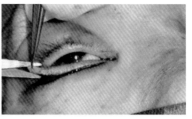

图 3-2-11　去颞侧睑板条带上皮组织

注:去除睑板条带颞侧 3～5mm 长度范围的表皮组织,剪除相应结膜上皮

(5)用有齿镊牵拉游离的下睑板条带,向外眦韧带方向移动,观察下睑外翻的矫正情况、下泪小点的位置及下眼睑的紧张度。

(6)采用 5/0 尼龙线将睑板条带缝合固定至颞侧眶骨膜上(图 3-2-12)。

(7)根据下睑位置调节缝线松紧,使下睑位置恢复正常。

(8)采用 6-0 可吸收线对位缝合外眦角,7-0 尼龙线或可吸收线连续缝合皮肤切口(图 3-2-13)。

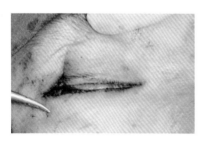

图 3-2-12　下睑板条带固定

注:将睑板条带缝合固定至颞侧眶骨膜上

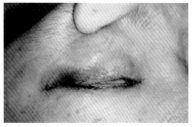

图 3-2-13　缝合切口

注:用 6-0 可吸收线对位缝合外眦角,7-0 尼龙线或可吸收线连续缝合皮肤切口

(9)涂抗生素眼膏,包扎。

3. 术后处理 术后常规换药,术后第 7 天拆除皮肤缝线,第 10 天拆除外眦睑缘缝线。

4. 注意事项

(1)睑板条带固定位置不宜过高,尤其是单眼手术,过高会造成双眼外眦不对称,影响外观。

(2)下睑缘水平张力不宜过强,以免引起睑内翻、倒睫。

(张 黎)

第三节 重睑成形术

重睑成形术是最常见的美容手术之一,是指通过手术人为制造出上睑皱襞,从而使单睑(俗称单眼皮)变成重睑(俗称双眼皮)。

一、术前评估

重睑成形术具有很强的个性化特点,眼睛又是面部审美的重要部位,一旦患者对重睑手术效果不满意,很容易导致医疗纠纷。因此,术前评估非常重要,术前评估主要包括以下几个方面。

(一)上睑的评估

术前要对上睑的形态、活动度,以及内、外眦的形态进行评估,排除上睑下垂、小睑裂等情况。如果有这些情况,单纯做重睑成形术很难达到满意的效果。如果有明显的内眦赘皮,可同时行内眦赘皮矫正术,这样睑裂显得更长,重睑皱襞也可全长显露,增加术后的美感;对于年龄较大、上睑皮肤明显松弛者,术前应评估需要去除的皮肤组织量;对于眉眼间距过窄者,还应考虑同时行提眉术,将眉眼间距拉开,这样能达到更理想的效果。

(二)全身情况的评估

术前应该了解求美者有无高血压、心脏病、糖尿病等病史,了解近期用药史。对于可能导致术中出血增多或影响术后恢复等情况,应该进行术前评估,必要时延期手术。

(三)心理评估

术者术前应与求美者进行充分沟通,了解其期望值和心理状态。例如有的求美者要求术后双侧重睑绝对对称,这种想法术前就应该进行纠正,要告诉她(他)人的面部左右两侧没有绝对对称,只有相对对称。这种双侧的不对称术前就存在,术后也不能完全矫正。手术只能在现有基础上改善外观,并不能通过一个手术就能变成"明星"。

此外,应该了解求美者的手术动机,如试图通过手术来挽救婚姻、改变命运等,这些都是不切实际的想法。

(四)恢复期的预评估

重睑成形术需要一定的恢复期,除了埋线法,其他方法的恢复期常须 3～6 个月。这一点要让求美者术前就有心理准备,并做好相应的安排。如术后不到 1 周就希望完全消肿并参加重大活动显然是不合适的。

二、手术方法选择

目前,重睑成形术的手术方法名称有很多,但从根本上讲,都可以划归于以下三种:埋线法、全切开法及部分切开法(包括微创三点式、三段式、短切口等)。

(一)埋线重睑成形术

适用于上睑皮肤不松弛、上睑组织不臃肿者,主要适用于年轻人。

其原理是将手术缝线埋置于上睑,造成上睑皮肤和睑板、睑板前组织的粘连,从而形成重睑皱襞。

优点:创伤小、恢复快,不遗留切口瘢痕。

缺点:该术式不能去除多余的皮肤和眶脂肪;所形成的重睑皱襞易消失。

(二)全切开重睑成形术

适用于所有情况,尤其适用于上睑皮肤松弛、组织臃肿,以及以前做过重睑成形术者。

其原理是沿重睑设计线全长切开上睑皮肤及眼轮匝肌,通过缝合造成上睑皮肤和睑板、上睑提肌腱膜的粘连,从而形成重睑皱襞。必要时去除多余的皮肤和脂肪。

优点:形成的皱襞牢固,术中可直视下切除眶脂及多余的皮肤。

缺点:创伤较大,恢复期较长,术后切口会遗留不同程度的瘢痕。

(三)部分切开重睑成形术

适用于上睑皮肤不松弛者。

其原理是在重睑设计线上做单个或多个小切口,切开上睑皮肤及眼轮匝肌,通过缝线造成上睑皮肤和睑板、上睑提肌腱膜的粘连,从而形成重睑皱襞。必要时去除多余的脂肪。

优点:创伤较小,恢复较快,不遗留明显的切口瘢痕,可去除多余的脂肪。

缺点:不能去除多余皮肤,重睑皱襞的稳定性不如全切开法,也不适合用于重睑修复。

三、重睑成形术(全切开法)

(一)适应证

1. 身体健康,无心理障碍,主动要求手术,无手术禁忌者。

2. 单睑,影响美观者。

3. 已是重睑,但重睑皱襞过窄者。

4. 多重睑者。

5. 双侧重睑明显不对称者。

6. 上睑皮肤松弛,影响美观者。

7. 其他适合做重睑成形术的情况,如上睑倒睫者。

(二)手术步骤

1. **重睑线设计**　根据上睑的具体情况,设计合适的切口(宽度、长度、弧度及皮肤的去除量),见图 3-3-1。

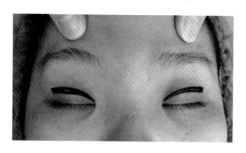

图 3-3-1　重睑设计

注:根据睑板宽度、眉眼间距、眼形和与求美者的沟通情况设计重睑切口的高度、长度和弧度,根据上睑皮肤的松弛程度设计皮肤去除量

2. **消毒铺巾**　仰卧位,常规消毒铺巾。

3. **局部浸润麻醉**　用含肾上腺素的利多卡因溶液局部浸润麻醉,每侧用量 1ml 左右。为了减轻注射的痛感,尽量用细针头,缓慢推注。

4. **皮肤切口**　沿标记线切开皮肤、眼轮匝肌,去掉切口线下一小条眼轮匝肌,在睑板前切口的上下缘适当分离。

5. **去除皮肤**　若皮肤松弛,应去除适量皮肤(图 3-3-2)。

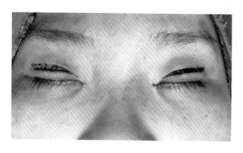

图 3-3-2　去除皮肤

注:根据设计量(画线)去除多余的松弛皮肤

6. 去除脂肪 如上睑臃肿,应打开眶隔,轻轻牵拉让眶脂疝出,剪除多余的眶脂,彻底止血(图 3-3-3)。眶隔无须缝合。

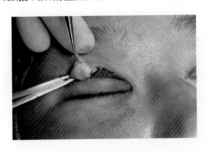

图 3-3-3 去除脂肪

注:用弯止血钳夹持多余的眶脂,剪除后电凝止血,然后松开止血钳,检查有无活动性出血

7. 缝合切口 采用 7-0 或 8-0 尼龙线,先缝合瞳孔正中上方处,由近睑缘侧皮肤进针,在切口线相应水平或略高 1mm 处带睑板前上睑提肌腱膜,然后由对应的切口上缘皮肤穿出,打活结,观察重睑线高度位置、皱襞的宽窄及弧度,感觉满意后打外科结。如不满意应进行调整。同样的方法缝合全部切口,必要时边缝合、边观察、边调整(图 3-3-4)。

8. 包扎 切口涂抹少许抗生素眼膏,无菌纱布覆盖后加压包扎(图 3-3-5)。

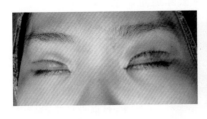

图 3-3-4 缝合切口

注:间断缝合皮肤切口,带睑板前上睑提肌腱膜

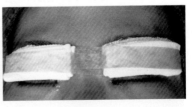

图 3-3-5 包扎

注:术后无菌纱布加压包扎 1 天

（三）术后处理

1. 术后即刻冷敷。

2. 24 小时后去除包扎，清洁伤口后涂抹少许抗生素眼膏。

3. 48 小时后开始热敷，促进消肿。

4. 一般术后第 5～7 天拆线。

5. 术后伤口渗血，应及时联系医生。如果眼睑异常肿胀，应怀疑眶内血肿的可能。若发生眶内血肿，应立即剪开缝线打开探查，清除血肿，彻底止血。

6. 其他：如果对重睑形状不满意，拆线时可以进行调整，或者 6 个月后再行调整。

（四）注意事项

1. 女性患者最好能避开经期手术（非必须）。

2. 术前 2 周停用可能影响凝血的药物。

3. 术中注射的局麻药不可太多，否则肿胀严重，还可能会影响上睑提肌，从而影响术中对重睑形状的判断。

4. 术中应精准操作，解剖层次清晰，止血彻底。

5. 术中切忌用力牵拉眶脂肪，勿挤压眼球，以免出现眼心反射。

6. 去除皮肤应慎重，宁少勿多，以免造成睑外翻。

7. 切口缝合应精准对位，以免后期瘢痕明显。

（李曾显　姜绍秋　杨东运）

第四节　眼袋去除术

眼袋去除术，也称为下睑成形术，是最常见的美容手术之一，是指通过手术的方法，去除膨出的、多余的眶脂肪，以及多余的皮肤；对于有明显的鼻颊沟和下眶缘沟凹陷明显者，可以通过将眶脂肪重新分布，从而达到下眼睑的年轻化。

一、术前评估

(一)下睑的评估

主要评估下睑皮肤的松弛程度、皮肤的弹性,以及眶脂肪膨出的程度。同时,还要对泪沟的深浅作出判断,以便在手术中将眶脂肪释放至眶下缘或做脂肪颗粒移植。另外,对于下睑皮肤弹性差、下睑退缩者尤应注意,此类患者很容易发生术后睑外翻。

(二)全身情况的评估

接受眼袋去除术者大多为中老年人,术前更应该了解有无高血压、心脏病、糖尿病等病史,了解近期用药史。对于可能导致术中出血增多或影响术后恢复的情况,术前应该进行评估,必要时延期手术。

(三)心理评估

眼周的衰老包括皱纹、眼袋、凹陷等诸多方面,单纯的眼袋去除术并不能解决上述所有问题。皮肤的衰老会持续存在,即便是皮肤入路的眼袋去除术(外切法),也只能是在一定程度上改善皮肤松弛的状态。此外,应该了解患者的手术动机,如试图通过手术来挽救婚姻、改变命运等,这些都是不切实际的想法。

(四)恢复期的预评估

眼袋去除需要一段时间的恢复期,恢复期长短因人而异,一般需要 3~6 个月。这一点要让患者术前就有心理准备,并做好相应的安排。如术后不到一周就希望完全消肿并参加重大活动显然是不合适的。

二、手术方法选择

眼袋去除术的手术方法主要有结膜入路和皮肤入路两大类。手术的选择要根据患者的具体情况而定。

(一)结膜入路下眼袋去除术(内切法)

从结膜做切口,通过切口去除多余的眶脂肪。此法适用于下睑无明显松弛、单纯眶脂肪膨出者或下睑皮肤轻度松弛伴眶脂肪膨出者。

优点:损伤小,恢复快,皮肤无手术切口瘢痕。

缺点:不能去除多余的皮肤,无法收紧皮肤和肌肉。

(二)皮肤入路眼袋去除术(外切法)

在睑缘下做切口,通过切口去除多余的皮肤和眶脂肪。该手术适合广大中老年患者。优点:能收紧下睑松弛组织,直视下去除眶脂、肌肉及皮肤。还可同时解决外翻的下睑。

缺点:皮肤有切口瘢痕,创伤大,并发症多,恢复时间长。

三、眼袋去除术(外切法)

(一)适应证

1. 下睑皮肤松弛者。

2. 眶隔前皮肤弹性降低,"吊床样"下垂,眶脂肪膨隆者。

3. 眼轮匝肌肥厚伴皮肤松弛者。

4. 下睑倒睫者。

(二)手术步骤

1. 手术设计　根据下睑皮肤的松弛情况,近下睑缘设计合适的切口线(图 3-4-1)。

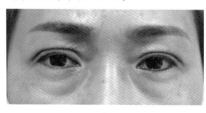
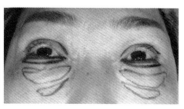

A　　　　　　　　　　　　　　　B

图 3-4-1　切口设计

注:A. 术前外观;B. 沿下睑缘下 1mm 画线,根据下睑皮肤的松弛情况设计去除皮肤的量,标记眶脂肪和眶沟

2. **消毒铺巾** 仰卧位,常规消毒铺巾。

3. **局部浸润麻醉** 用含肾上腺素的利多卡因局部浸润麻醉,每侧用量 1ml 左右。为了减轻注射的痛感,尽量用细针头,缓慢推注。

4. **皮肤切口** 沿标记线切开皮肤、眼轮匝肌,分离至眶隔(图3-4-2)。

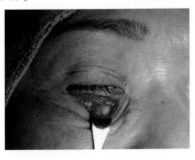

图 3-4-2 暴露眶隔

注:沿标记线切开,暴露眶隔

5. **去除脂肪** 剪开眶隔,可见眶脂肪疝出。轻轻牵拉,挤压,让眶脂肪膨出,用止血钳夹住要切除的脂肪垫底部,切除后彻底止血。以同样的方法切除内、中、外 3 个腔内眶脂肪,取出的内、中、外三份眶脂肪分别放好,以便与对侧留做对比。眶隔无须缝合(图3-4-3)。

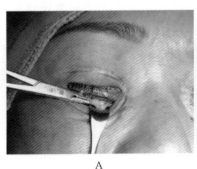
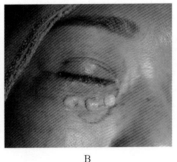

A   B

图 3-4-3 去除眶脂肪

注:A. 用弯止血钳夹持多余的眶脂肪,剪除后电凝止血,然后松开止血钳,检查有无活动性出血;B. 下睑内、中、外脂肪垫,分别适量去除

6. 眼轮匝肌收紧　术中若见眼轮匝肌松弛,可在眼轮匝肌的外眦部做楔形切除 5～8mm,缩短缝合,悬吊于外眦韧带上(图 3-4-4)。

7. 去除多余皮肤　令患者眼睛向上看(不抬头),轻轻张口,然后轻轻提起皮肤的游离缘,切勿用力牵扯,直视下沿下睑缘切口切除多余的皮肤,修剪后弧度流畅。在外侧修剪皮肤的"猫耳",使皮肤平整(图 3-4-5)。

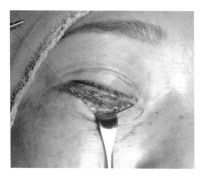

图 3-4-4　眼轮匝肌收紧

注:在外眦部,楔形切除 5～8mm 眼轮匝肌,缩短缝合,悬吊于外眦韧带上

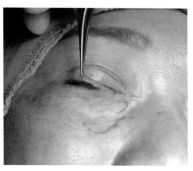

图 3-4-5　去除多余皮肤

注:沿下睑缘切口切除多余的皮肤,切除的量要准确

8. 缝合　依次缝合眼轮匝肌和皮肤(图 3-4-6)。

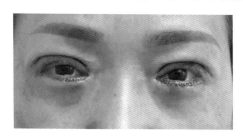

图 3-4-6　缝合切口

注:间断缝合皮肤切口,不需要带睑板前组织

9. 包扎 切口涂抹少许抗生素眼膏,无菌纱布覆盖后加压包扎。

(三)术后处理

1. 术后即刻冷敷。

2. 次日去除包扎,清洁伤口后涂抹少许抗生素眼膏。

3. 48 小时后开始热敷,促进消肿。

4. 一般术后第 5~7 天拆线。

5. 术后伤口渗血,应及时联系医生。如果眼睑异常肿胀,应怀疑眶内血肿的可能。若发生眶内血肿,应立即剪开缝线打开探查,清除血肿,彻底止血。

6. 术后早期可能有暂时性的闭合不全,应注意防止暴露性角膜炎的发生。

7. 睑外翻是该手术的常见并发症。轻度睑外翻可随下睑肿胀消退而恢复。中等程度睑外翻可在 3~6 个月恢复,具体可辅以理疗、皮肤牵拉等措施。严重的睑外翻常须再次手术修复。

(四)注意事项

1. 女性患者最好能避开经期手术(非必须)。

2. 术前 2 周停用可能影响凝血的药物。

3. 术中应精准操作,解剖层次清晰,止血彻底。

4. 术中切忌用力牵拉眶脂肪,勿挤压眼球,以免出现眼心反射。

5. 去除皮肤应慎重,宁少勿多,以免造成睑外翻。

6. 去除眶脂肪要适量,若去除过多出现皮肤凹陷者,应立即补救,或用取出脂肪回植,或缝合皮肤后用游离脂肪颗粒移植。

7. 下睑内、中脂肪垫被后方的下斜肌起点分开,在去除内、中脂肪垫时应注意避免损伤下斜肌。

8. 老年患者为防止下睑外翻,常常将眼轮匝肌收紧在外眦角处向外上悬挂于外眦眶骨膜上。

9. 切口缝合应精准对位,以免后期瘢痕明显。

(李曾显 姜绍秋 杨东运)

第五节　上睑下垂

一、概念和分类

在额肌无参与的情况下,眼正常平视前方时,一侧或双侧上眼睑遮盖上方角膜超过 2mm 称为上睑下垂。常由于上睑提肌和 Müller 肌功能部分或完全丧失所致。可分为三大类:先天性上睑下垂、后天性上睑下垂与假性上睑下垂。先天性上睑下垂主要包括单纯性上睑下垂、睑裂狭小综合征、下颌-瞬目综合征;后天性上睑下垂原因众多,主要包括腱膜性、神经源性、肌源性、外伤性和机械性上睑下垂等;假性上睑下垂指上睑提肌和 Müller 肌功能正常,但由于眼睑痉挛、眼睑皮肤松弛遮挡或上睑缺乏支撑等原因使睑裂显小。

(一)先天性上睑下垂

1. 单纯性上睑下垂　出生后即出现,睁眼时眼睑遮盖角膜＞2mm,严重者遮盖瞳孔;上睑重睑线常浅或消失;患儿可有抬头视物或患侧眉抬高等体征(图 3-5-1)。因上睑提肌和上直肌在胚胎时来自同一中胚叶胚芽,部分患儿伴有上直肌功能下降,眼球上转受限,但太小的患儿常难以配合检查。

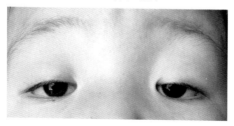

图 3-5-1　上睑下垂患儿抬眉抬头视物

注:双眼上睑下垂患儿,视物时抬头伴双侧眉毛上扬,以眉头为甚

2. 睑裂狭小综合征 为常染色体显性遗传性疾病,伴有一系列眼睑异常。典型体征为:睑裂狭小、上睑下垂、内眦间距增宽和倒向型内眦赘皮(图 3-5-2)。亦常伴有外侧下睑外翻,下泪点外移等。

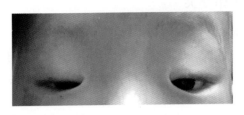

图 3-5-2 睑裂狭小综合征

注:有典型的双侧睑裂狭小,双眼上睑下垂、内眦间距增宽和双眼倒向型内眦赘皮表现

3. 下颌-瞬目综合征(Marcus-Gunn syndrome/Jaw-Winking syndrome) 最早由 Marcus Gunn 于 1883 年报道,其特征为一侧眼睑下垂,当张口或下颌朝对侧移动时,下垂的上睑突然上提,甚至超过对侧的高度(图 3-5-3)。常在患儿吸奶或咀嚼时发现,患眼的重睑线常显示正常,所以当发现重睑线明显的先天性上睑下垂患儿,更要仔细观察患儿张口及咀嚼运动,排除此综合征的可能。

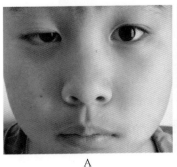
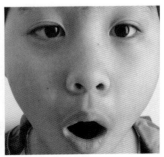

A

B

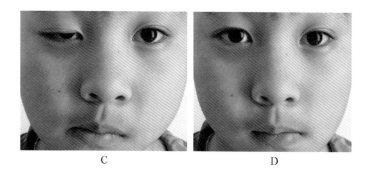

图 3-5-3 下颌-瞬目综合征

注:A. 平视前方时右眼上睑下垂状,但右眼重睑明显;B. 张口时右眼上睑上抬达正常高度;C. 下颌向右侧(患侧)运动时,右眼上睑下垂状;D. 下颌向左侧(健侧)运动时,右眼上睑上抬达正常高度

(二)后天性上睑下垂

1. 腱膜性上睑下垂 为最常见的后天性上睑下垂,由各种原因引起的上睑提肌腱膜损伤引起,腱膜损伤可以表现为变薄、裂孔、腱膜从睑板上部分或全部脱离等。最常见原因为老年性退行性病变导致的上睑下垂;其次为眼部手术如重睑手术、累及上直肌的手术;另有眼部外伤、长期佩戴角膜接触镜等原因。患者常常表现为轻中度上睑下垂,重睑增宽,上睑提肌存在一定肌力(图 3-5-4)。

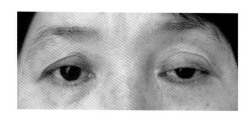

图 3-5-4 腱膜性上睑下垂

注:左眼中度、右眼轻度腱膜性上睑下垂患者,双眼重睑明显增宽

2. 神经源性上睑下垂　最常见的为动眼神经麻痹性上睑下垂,常为重度上睑下垂,可同时伴有瞳孔散大、眼球向内上下运动受限。动眼神经麻痹的原因有外伤、肿瘤、炎症、血管性病变及代谢性疾病等;另常见的原因为 Horner 综合征,为交感神经麻痹所致,多见于颈部手术、甲状腺疾病或外伤等原因。Müller 肌受交感神经支配,麻痹后上睑轻度下垂,患者可同时伴有瞳孔缩小、患侧面部无汗、皮肤温度升高等症状;另还有大脑皮质病变、中枢神经系统脱髓鞘病变等原因引起的神经源性上睑下垂等。

3. 肌源性上睑下垂　最常见的为重症肌无力,为自身免疫性疾病,因运动神经终板存在乙酰胆碱受体抗体,神经肌肉交接处神经介质传递发生障碍所致。患者的眼睑下垂程度常变化,最典型的症状是"晨轻暮重",下午症状较早上重,或者劳累后加重,部分患者伴随有眼外肌功能障碍。怀疑此诊断的患者应建议其去神经内科进一步检查确诊或排除诊断。另外,还有遗传因素导致的进行性眼外肌麻痹或肌营养不良等原因导致的肌源性上睑下垂。

4. 外伤性上睑下垂　因外伤或手术损伤上睑提肌、Müller肌或动眼神经导致,部分患者可见上睑外伤遗留的瘢痕(图 3-5-5)。

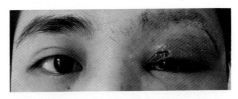

图 3-5-5　左眼外伤性上睑下垂

注:左眼外伤性上睑下垂患者,可见左眼眉弓部瘢痕,上睑内侧皮肤部分缺损

5. 机械性上睑下垂　由上睑肿瘤、淀粉样变性、沙眼瘢痕等原因导致上睑变厚变重,难以正常睁开(图 3-5-6)。部分患者除重力因素外,还可因上睑病变侵及上睑提肌和 Müller 肌而影响其功能因素的参与。

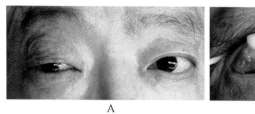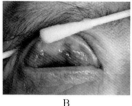

A　　　　　　　　　　　B

图 3-5-6　右眼机械性上睑下垂

注:A. 右眼睑增厚,于皮肤面可触及占位病变;B. 上睑难以完全翻转,结膜面可见睑板厚薄不均

(三)假性上睑下垂

最常见原因是眼睑痉挛和上睑皮肤松弛,前者为眼轮匝肌不自主收缩使睑裂缩小(图 3-5-7),后者是皮肤松弛下垂遮盖了睑缘,拉开上睑松弛皮肤可见到睑缘高度正常(图 3-5-8)。因眼球摘除、眼球萎缩等原因使眼睑失去支撑而塌陷可引起假性上睑下垂,还有眼位异常导致的假性上睑下垂等。

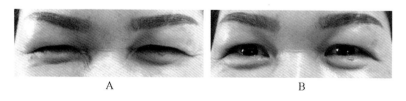

A　　　　　　　　　　　B

图 3-5-7　双眼睑痉挛肉毒素注射前后

注:A. 双眼睑痉挛,难以睁开,双眼周皱纹明显增多;B. 经眼轮匝肌注射肉毒素后,双眼能正常睁开

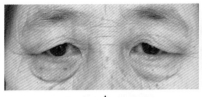 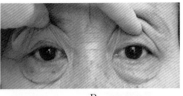

A   B

图 3-5-8　双眼上睑皮肤松弛

注:A.双眼上睑皮肤松弛,看似上睑下垂,尤以中外侧为明显;B.向上提拉松弛的皮肤,可见双眼上睑缘位于正常高度

二、手术时机

(一)先天性上睑下垂

1. 综合考虑视力发育、心理发育、眼睑肌肉发育及患儿配合程度等因素,轻中度单眼或双眼上睑下垂因对视力发育影响小,可在学龄前 3—5 岁手术。

2. 重度的双眼或单眼上睑下垂,因影响视力发育,若无全身麻醉禁忌证,可提前至 1—2 岁手术。

3. 睑裂狭小综合征最好分次手术治疗,一期行内外眦开大成形,半年后再行上睑下垂矫正术。

4. Marcus-Gunn 综合征患者因部分患者症状有逐渐减轻趋势,一般待青春期后在局部麻醉下手术,但考虑到患儿心理发育因素,也可提前至学龄前手术。

(二)后天性上睑下垂

1. 腱膜性上睑下垂　只要影响视物或外观。患者有要求即可手术。

2. 机械性上睑下垂　需要根据引起下垂的原因,接触压迫因素,再根据上睑提肌、Müller 肌情况选择合适的手术方式。

3. 外伤性上睑下垂　除一期手术时发现上睑提肌断裂等可直接修复,其余常在伤后半年至 1 年以上病情稳定、瘢痕软化后二期手术。

4. 神经源性及肌源性上睑下垂　须先治疗原发病,若原发病治疗病情稳定后,仍有上睑下垂,且上睑下垂的程度稳定不变半年至 1 年以上,可考虑眼部手术治疗。

三、术前评估

(一)病因及全身情况评估

仔细询问病史,出生后即有还是后天发生,是否有家族史、外伤史,是否伴有全身其他异常;是否有"晨轻暮重",必要时请患者到神经内科就诊,行"新斯的明"试验等排除重症肌无力症;观察咀嚼时上睑是否运动,排除"Marcus-Gunn"综合征;全麻患者须行血液、心电图、胸片等检查,了解全身情况,排除全身麻醉禁忌证。

(二)常规眼部检查

常规视力、眼压、裂隙灯、眼底检查了解眼部一般情况;先天性上睑下垂患儿还需要重点检查内眦及下睑内侧,排除下睑倒睫;行角膜上皮完整性、泪膜破裂时间和泪液分泌功能检查,排除角膜疾病和泪液分泌功能低下患者,帮助术者了解能否手术及是否保守上睑上提量,避免暴露性角膜炎发生。

(三)上睑下垂程度检查

1. 测量双眼平视时睑裂高度、上睑缘遮盖角膜距离及上睑缘与角膜中心反光点距离(margin reflex distance,MRD),如正常的MRD 为 4~5mm,若上睑缘在瞳孔中心上 2mm,MRD 为 2mm,上睑下垂量为 2~3mm;若上睑缘在瞳孔中心下 2mm,MRD 为－2mm,上睑下垂量为 6~7mm。根据下垂量可将上睑下垂分为轻度(1~2mm)、中度(3mm)、中度(≥4mm)。

2. 测量双眼上视与下视时的睑裂高度,先天性上睑下垂患儿下视时上睑常不能同正常一样随着眼球下转而下移,称为"上睑迟滞"(图 3-5-9)。上睑迟滞术后不会改善,迟滞明显的患儿术后常有眼睑闭合不全,术前须与家长说明情况,术后注意保护角膜。

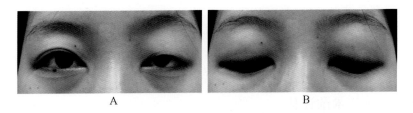

图 3-5-9　左眼上睑下垂与上睑迟滞

注：A. 左眼先天性上睑下垂，重睑消失；B. 双眼向下视时，左上睑下移程度较右上睑差，表现为上睑迟滞现象

（四）上睑提肌肌力与额肌肌力检查

1. 用拇指向后垂直压迫眉弓部，阻止额肌发力，保持头部不动；嘱患者尽量向下看，用直尺垂直置于一旁，标注上睑缘读数；再尽量向上看，再次直尺读数标注上睑缘位置，眼睑上下运动的距离便是该侧上睑提肌肌力（图 3-5-10）。眼睑活动度 4mm 以下表示肌力很差，肌力 5～7mm 为中等，肌力 8mm以上为良好。

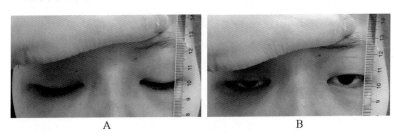

图 3-5-10　上睑提肌肌力测量

注：A. 阻止额肌发力后，嘱患者尽量向下看，直尺标记上睑缘读数；B. 同样阻止额肌发力，直尺保持不动，嘱患者尽量向上看，直尺标记上睑缘读数，两次读数之间的差值是眼睑上下运动的距离，也便是上睑提肌肌力

2. 额肌放松,嘱患者尽量往下看,用直尺垂直置于一旁,标注眉弓下缘读数;再保持头部不动,尽量向上看,再次标注眉弓下缘读数,观察眉弓下缘上提毫米数,即是额肌肌力(图 3-5-11),额肌肌力>7mm 者利用额肌手术的效果更好。

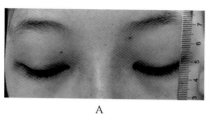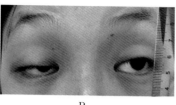

A　　　　　　　　　　　B

图 3-5-11　额肌肌力测量

注:A. 额肌放松,嘱患者尽量往下看,直尺标注眉弓下缘位置;B. 保持头部及直尺位置不动,嘱患者尽量往上看,再次直尺标注眉弓下缘位置,两次读数之间差值是眉弓下缘上提距离,即额肌肌力

(五)眼球运动及 Bell 征

检查眼位是否正常,眼球各方位运动是否正常,特别是眼球向上转是否正常;是否有隐藏的复视,若有,应先治疗斜视复视,以免上睑下垂矫正后复视加重;闭眼后拉开上睑,看眼球是否上转,此为 Bell 征(图 3-5-12)。若 Bell 征减弱或消失,手术量应适当保守,避免术后暴露性角膜炎。

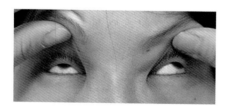

图 3-5-12　Bell 征检查

注:嘱患者正常闭眼,轻向上拉开上睑,可见眼球为上转位,提示 Bell 征阳性

四、手术方法选择

根据患者年龄、上睑下垂程度、上睑提肌肌力、Bell 征情况综合选择具体方式。其基本原则是上睑提肌肌力≥4mm 时，可选择利用上睑提肌的手术方式，最常用的是上睑提肌缩短术。如果提肌肌力好而下垂量小，可选择上睑提肌折叠或上睑提肌前徙术；而腱膜性上睑下垂常选择上睑提肌腱膜修复术；上睑下垂程度在 2mm 内者，还可选择睑板-结膜-Müller 肌切除术。若上睑提肌肌力＜4mm，选择利用额肌的手术，最常用的是额肌瓣悬吊术。对于年龄小的患儿，可以选择利用缝线或硅胶条等外来材料的悬吊术及自体或异体阔筋膜悬吊术。对于 Marcus-Gunn 综合征患者，须离断或部分切除上睑提肌后再利用额肌力量做悬吊术。

五、手术方法

(一)上睑提肌缩短术(内外路结合)

1. 适应证　上睑提肌肌力≥4mm 的先天性上睑下垂、外伤性上睑下垂或其他类型上睑下垂。

2. 手术步骤

(1)设计重睑线，亚甲蓝标记(图 3-5-13)。

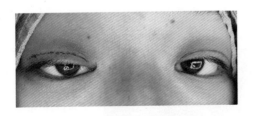

图 3-5-13　亚甲蓝标记重睑线

注：根据患者脸部形态设计重睑，用亚甲蓝标记

（2）2％的利多卡因加 1∶100 000 肾上腺素在眼睑下浸润麻醉。

（3）沿画线切开皮肤,剪开眼轮匝肌,去除部分睑板前轮匝肌,暴露眼睑睑板(图 3-5-14)。

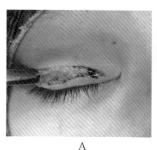 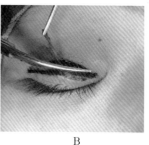

A　　　　　　　　B

图 3-5-14　暴露睑板过程

注:A. 于皮肤切口下剪开眼轮匝肌;B. 去除切口前唇
眼轮匝肌条,暴露睑板

（4）在切口上缘眼轮匝肌下略向上分离,暴露眶隔;在眶脂肪隆起最高处剪开眶隔,暴露脂肪,眼睑拉钩将脂肪上拉,其下即为上睑提肌腱膜(图 3-5-15)。

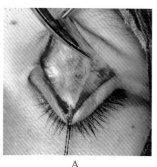 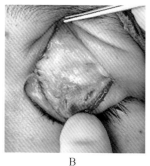

A　　　　　　　　B

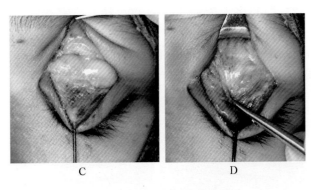

图 3-5-15 暴露上睑提肌腱膜过程

注:A. 在切口上缘眼轮匝肌下略向上分离;B. 眼轮匝肌下可见眶隔,轻压下睑常见眶隔下脂肪将眶隔顶起;C. 打开眶隔,可见脂肪向外膨出;D. 眼睑拉钩将脂肪向上拉,可显露脂肪下白色的上睑提肌腱膜

(5)翻转眼睑,用不含肾上腺素的利多卡因在上穹部注射于结膜下,使结膜隆起(图 3-5-16);于外侧穹结膜剪一小口,显微剪伸入在结膜下分离至内侧穹。初学者可将内侧穹亦做一小口,用虹膜恢复器将内外切口贯通(图 3-5-17)或从外侧切口引入一橡皮条置于结膜下,从内侧切口引出,眼睑复位。

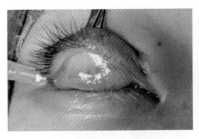

图 3-5-16 局部麻醉药在结膜下注射

注:用 1ml 注射器在结膜下注射麻醉药,不仅有麻醉作用,还有使结膜与 Müller 肌间分离的作用

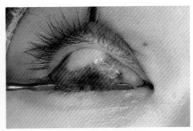

图 3-5-17 结膜下分离

注:剪刀在结膜下分离后,用虹膜恢复器将内外结膜切口贯通或者用橡皮条将内外切口贯通

(6)自睑板上缘外侧纵行剪开上睑提肌腱膜,分离暴露橡皮条,沿橡皮条前横行剪断腱膜,获得上睑提肌腱膜瓣(图 3-5-18),去除橡皮条。

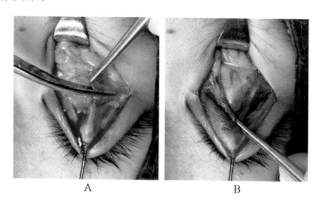

图 3-5-18　离断上睑提肌腱膜

注:A.自睑板上缘剪断上睑提肌腱膜;B.横行离断后,获得上睑提肌腱膜断端

(7)向上翻转上睑提肌腱膜,用湿棉签在其后向上钝性分离,暴露上睑提肌腱膜后面(图 3-5-19),因上睑提肌与 Müller 肌之间连接疏松,容易分离,可以保留 Müller 肌,分离上睑提肌腱膜。因之前的步骤在结膜下注射麻醉药分离结膜与 Müller 肌之间的连接,临床上,常将上睑提肌与 Müller 肌复合体一起与结膜间进行分离,得到的上睑提肌腱膜瓣,其实是上睑提肌腱膜与 Müller 肌的复合体。

(8)向下牵拉上睑提肌腱膜(图 3-5-20),沿腱膜两端剪断内外角和节制韧带,此时上睑提肌腱膜被充分松解。

(9)根据肌力和下垂量预估腱膜缩短量,用 5-0 可吸收缝线在睑板中央及内外侧做褥式缝合,打活结,将腱膜固定于睑板中上1/3 处,观察上睑高度,如为局部麻醉患者,可坐起观察,调整好高度及弧度后打结固定(图 3-5-21)。

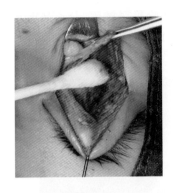

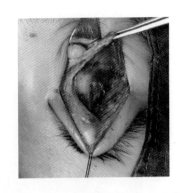

图 3-5-19　钝性分离上睑提肌背面

注：用湿棉签在结膜面向上钝性分离，可见到薄薄的结膜，分离得到上睑提肌腱膜

图 3-5-20　向下牵拉上睑提肌腱膜

注：向下牵拉上睑提肌腱膜，可见到内外角限制其运动，可沿其两端向上剪断内外角及节制韧带，充分松解上睑提肌腱膜

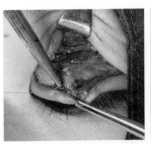

A

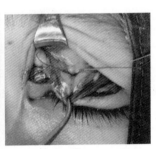

B

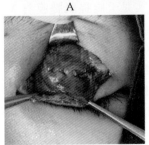

C

图 3-5-21　上睑提肌腱膜缩短过程

注：A. 在睑板上缝线，勿穿透睑板；B. 缝线两端分别穿过上睑提肌腱膜，做褥式缝合，打活结；C. 做 3～5 对褥式缝合，待调整好后打结固定

（10）剪除多余的上睑提肌,6-0 尼龙线带上睑提肌腱膜间断缝合切口,儿童可用 6-0 快速可吸收缝线（图 3-5-22）。

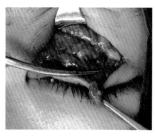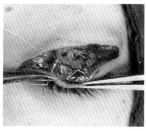

图 3-5-22　缝合切口

注:A. 剪除多余腱膜;B. 带腱膜缝合切口

（11）术眼下睑用 Frost 缝线,涂眼膏,上拉缝线保护角膜,加压包扎术眼（图 3-5-23）。

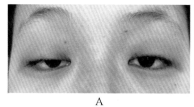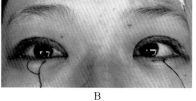

A　　　　　　　　　　　　　　　B

图 3-5-23　术前术后对比

注:A. 术前外观显示为双眼上睑下垂;B. 术后即刻见双眼高度正常,弧度良好

3. 术后处理

（1）加压包扎 1 天,冰敷 2 天。

（2）术后注意保护角膜:白天滴抗生素眼药水及人工泪液;睡前涂眼膏,上拉 Frost 缝线。

（3）观察上睑高度弧度变化,术后 1 周拆重睑线,下睑 Frost

缝线可视眼睑闭合情况延迟拆线。

4.注意事项

(1)全身麻醉患者:术前可根据上睑提肌肌力及下垂量预估缩短上睑提肌腱膜缩短量。每矫正1mm下垂量须缩短4～6mm,肌力越差,需要缩短的腱膜量越大,如肌力4mm,矫正1mm下垂量须缩短腱膜6mm;肌力5～7mm,取5mm计算;肌力8mm及以上者,取4mm计算。这些缩短长度是在节制韧带完全松解的情况下预估的,具体还需要根据患者上睑提肌腱膜和肌肉的弹性等适当调节缩短量。

(2)肌力越好的患者:术后上睑继续上提的可能性越大,术中可适度欠矫。对于全身麻醉的患者,如肌力4～5mm,术中矫正后上睑可遮盖角膜上缘1～2mm;肌力6～7mm,术中上睑遮盖角膜上缘2～3mm;肌力8～9mm,术中上睑遮盖角膜上缘3～4mm。

(3)手术结束前:观察有无结膜脱垂及眼睑倒睫,如有异常,及时做好矫正及预防措施。穹部结膜褥式缝合于上睑提肌表面,打结,可治疗及预防结膜脱垂。将上睑提肌与睑板缝合的位置向睑缘侧前移及缝合皮肤切口时带上睑提肌均有利于睫毛外翘。

(二)上睑提肌腱膜修复术

1.适应证 老年性腱膜性上睑下垂(图3-5-24)、外伤性腱膜性上睑下垂。

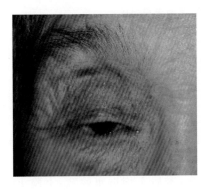

图3-5-24 老年性腱膜性上睑下垂

注:上睑下垂,睑缘与眉之间的距离增宽,呈年龄渐进性发展

2. 手术步骤

（1）做重睑切口及暴露上睑提肌腱膜的方法同前（上睑提肌缩短术）介绍，见上睑提肌腱膜附着点后移（图 3-5-25）。

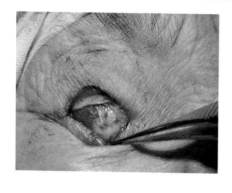

图 3-5-25　上睑提肌腱膜附着
点后移

注：镊子夹持的睑缘部分（黄色）为睑板，后方带状白色部分为后移的上睑提肌腱膜

（2）用镊子将上睑提肌腱膜夹起前拉，做 2 对褥式预置缝线缝于睑板中上 1/3 处，调整缝线，检查睑裂高度和睑缘弧度合适后打结缝线，去除多余腱膜，缝线固定上睑提肌腱膜，6-0 尼龙线带上睑提肌腱膜或睑板间断缝合重睑切口皮肤（图 3-5-26）。

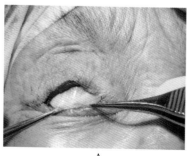

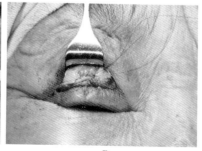

A　　　　　　　　　　　　B

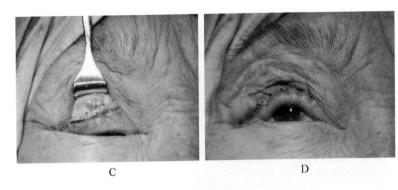

C   D

图 3-5-26   上睑提肌腱膜修复过程

注：A. 用镊子将上睑提肌腱膜夹起前拉,检查上睑提肌腱膜；B. 预置 2 对褥式缝合,打活结,便于调整；C. 腱膜缝线固定于睑板上；D. 间断缝合重睑切口皮肤,缝线带睑板或上睑提肌腱膜

3. 术后处理　术后每日清洁伤口 1 次,术后第 7 天拆线。

4. 注意事项　上睑提肌腱膜修复术基本步骤与腱膜折叠术类似,适用于老年性腱膜性上睑下垂,以及外伤引起的腱膜断裂患者。主要区别在于前者暴露上睑提肌腱膜后,寻找到腱膜与睑板脱开的边缘,将腱膜复位缝合于睑板上缘,后者是将上方的上睑提肌腱膜下拉折叠后固定于睑板中上 1/3。

(三)额肌瓣悬吊术

1. 适应证　上睑提肌肌力＜4mm,额肌功能良好的先天性或后天性上睑下垂；上睑提肌缩短术或其他上睑下垂手术方式矫正失败的病例。

2. 手术步骤

(1)设计重睑线,亚甲蓝标记,上睑下垂的重睑线须较单纯重睑手术的重睑线低(图 3-5-27)。

(2)儿童患者全身麻醉,局部麻醉患者在上睑缘及眉上方 1cm 之间做局部浸润麻醉,在眉弓部皮下到骨膜分两层注射麻药。

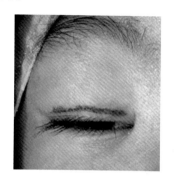

图 3-5-27　亚甲蓝标记重睑线

注：根据对侧眼及脸部形态
设计重睑线，亚甲蓝标记

(3)按标记切开皮肤及眼轮匝肌,剪除切口下唇部分睑板前眼轮匝肌,暴露眼睑睑板。

(4)眼科剪在切口上唇眼轮匝肌下向上分离,达上眶缘后,剪刀尖略向上突破达皮下,继续向上分离至眉弓上 1cm,张开剪刀,皮下钝性分离,形成宽约 25mm 的皮下隧道(图 3-5-28)。

(5)眼睑拉钩向上拉开皮肤与眼轮匝肌,在隧道内可见到额肌附着处,用两把血管钳夹持额肌内外侧,向下牵拉,再次分离其

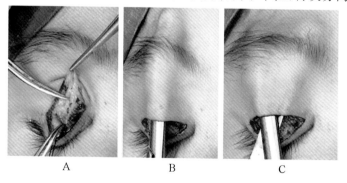

图 3-5-28　做寻找额肌的皮下隧道

注：A. 在眼轮匝肌与眶隔之间向上分离；B. 眼轮匝肌下分离达眶上缘高度,用直剪刀向上突破至皮下；C. 张开剪刀,使皮下钝性分离

表面组织,在额肌游离缘内侧,斜向内上剪 10～15mm 长,外侧斜向外上剪 10～15mm 长,将血管钳向上翻,可见骨膜前脂肪与额肌瓣后表面相连,将其与额肌分离,即可形成易拉动的梯形额肌瓣(图 3-5-29)。

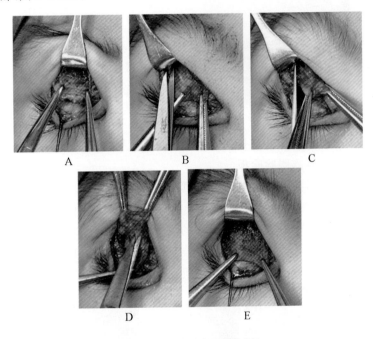

图 3-5-29　分离额肌瓣过程

注:A. 用血管钳夹持额肌附着处,并向下拉;B. 沿额肌表面向内外侧分离,暴露更大范围额肌;C. 剪刀斜向外上修剪额肌外侧游离缘;D. 将血管钳上翻,分离额肌后表面;E. 梯形额肌瓣形成

(6)做 3～5 对褥式缝合,将额肌瓣末端中央内外适当位置与睑板中上 1/3 处缝合,调整高度弧度满意后打结固定,修剪多余的额肌瓣(图 3-5-30)。

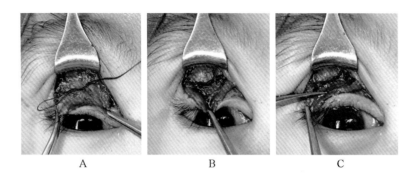

图 3-5-30　额肌瓣与睑板缝合过程

注：A. 褥式缝合将额肌瓣中央与睑板缝合，根据上睑高度调节缝合额肌瓣的位置；B. 做 3～5 对褥式缝合；C. 去除多余肌肉

（7）观察有无倒睫及结膜脱垂，进行相应处理，必要时在结膜可疑脱垂处行穹部褥式缝合，将穹结膜上拉至高位额肌表面打结固定（图 3-5-31）。

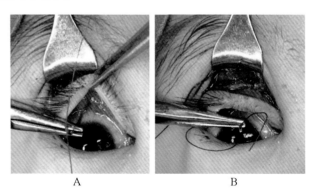

图 3-5-31　结膜脱垂的预防及处理

注：A. 从可疑脱垂处穹结膜进针；B. 从额肌表面出针

(8)按照重睑术方法缝合重睑,必要时去除多余皮肤,缝合时带额肌瓣断端。全身麻醉患者可用 6-0 快速可吸收缝线(图 3-5-32)。

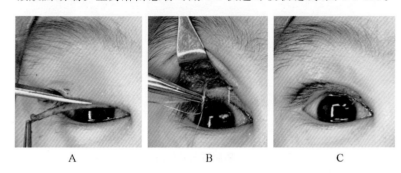

A   B   C

图 3-5-32　重睑缝合过程

注:A. 沿画线去除多余皮肤;B. 带额肌缝合重睑;C. 重睑形成,观察睫毛方向及眼睑形态

(9)下睑缝 Frost 缝线,结膜囊涂眼膏,缝线上拉胶布固定封闭眼睑,加压包扎,术毕(图 3-5-33)。

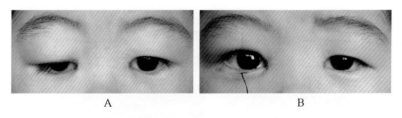

A   B

图 3-5-33　术前术后对比

注:A. 术前照片显示右眼上睑下垂状;B. 术后第 3 天照片显示右眼高度与弧度合适

3. 术后处理

(1)局部可予冰敷 2 天,加压包扎 24 小时,重点压迫额部,避免血肿形成。

(2)术后给予抗生素眼药水、人工泪液及眼膏,观察眼睑高度,睫毛方向,角膜情况,避免暴露性角膜炎发生。

(3)术后第 7 天拆重睑线,快速可吸收缝线用棉签擦拭后可自行脱落,Frost 缝线可根据眼睑闭合情况延期拆线。

4．注意事项

(1)分离额肌有多种方法,除了本书中介绍的方法,也有经皮肤与眼轮匝肌之间向上分离,寻找额肌与眼轮匝肌附着处等方法。术者可根据自己的经验选择熟悉的方法。

(2)在制作额肌瓣时,注意内侧剥离时勿太靠内,避免损伤眶上神经血管束,外侧不宜太靠外,避免损伤面神经颞支。

(3)额肌瓣与睑板缝合的位置高低可以适当调节睑裂大小,但与睑板缝合位置过高,术后更容易发生倒睫。手术结束前应观察及采取措施预防其发生。

(4)额肌瓣术后远期,上睑高度常下降 1~2mm,故术中可轻度过矫。

(四)硅胶条悬吊术

1．适应证　上睑提肌肌力<4mm 的先天性或后天性上睑下垂,特别是因年龄太小或其他原因不适合做额肌瓣悬吊术的患者。

2．手术步骤

(1)用亚甲蓝在上睑重睑线中央和离内外眦约 5mm 处各做一小切口标记,切开达肌层。同法在眉弓上缘相应皮肤处做 3 个小切口,在眉弓上缘中间切口上方 1cm 再做 1 个小切口(图 3-5-34)。

(2)用较长的三角针引硅胶管穿过肌层,做 2 个方形圈,内侧方形圈的硅胶管两端从眉弓上缘内侧切口引出,外侧方形圈的硅胶管两端从眉弓

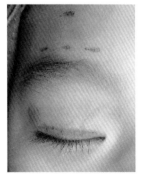

图 3-5-34　亚甲蓝标记切口

注:在重睑线的内中外分别标记,在相应眉弓上缘亦做标记

上缘外侧切口引出,通过调节硅胶管的松紧度控制睑缘高度及形态后打结。可将眉弓上缘内外侧已打结的硅胶管再次穿过肌层,从最上方中央的切口引出,打结后将结埋于肌层(图 3-5-35)。

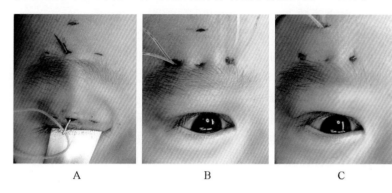

A B C

图 3-5-35 硅胶管悬吊过程

注:A. 三角针带硅胶管穿肌层;B. 做 2 个方形硅胶管圈;C. 硅胶管在最上方切口打结固定

(3)用 6-0 快速可吸收缝线间断缝合眉上切口(图 3-5-36)。

(4)下睑 Frost 缝线上拉封闭眼睑,术毕,包盖术眼(图 3-5-37)。

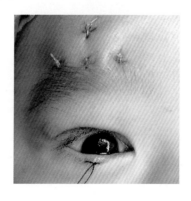

图 3-5-36 术后即刻

注:术后即刻,见眉上切口已缝合,右上睑缘高度位于角巩膜缘

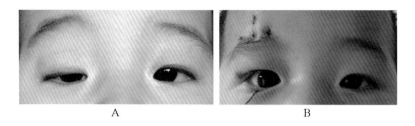

图 3-5-37 术前术后对比

注:A. 术前外观照显示右眼为重度上睑下垂;B. 硅胶条悬吊术后第 3 天,外观照显示右眼上睑高度与弧度合适

3. 术后处理

(1)局部冰敷 24～48 小时。

(2)局部用抗生素眼药水及人工泪液,睡前涂眼膏,上拉 Frost 缝线。

(3)每日消毒伤口 1 次,术后第 7 天拆皮肤线。

4. 注意事项

(1)硅胶条悬吊术是间接利用额肌力量的方法,常用到的还有自体或异体阔筋膜悬吊术、缝线悬吊术、生物材料悬吊术等。虽有多种材料,多种缝合方法,但基本原理均是用中间联系物将眼睑与额肌联系,间接利用额肌力量上抬眼睑。

(2)间接悬吊术的复发风险较额肌直接悬吊术高,常常用于较小患儿的过渡手术。

(3)所用材料应埋于肌肉深层,不暴露于皮肤外。

(刘　荣)

第六节　内眦赘皮

内眦赘皮是指内眦部的纵向皮肤皱褶,其形成与遗传和鼻梁的发育有关。不同人种存在差异,亚洲人群常见。内眦赘皮患者的内眦间距明显增宽,内眦部可见一半月形皮肤皱褶,可不同程度地遮盖泪阜、内眦角,多由上睑向下延伸,少数由下睑向上睑延伸。严重的内眦赘皮,过多遮盖鼻侧睑裂区的巩膜会造成内斜视的假象。

一、内眦赘皮的病因

1. **遗传因素**　先天性内眦赘皮多为常染色体显性遗传。睑裂狭小综合征患者尤为明显,且有较强遗传倾向,男性多于女性,父亲较母亲易于传递,在传代过程中有加重趋势。

2. **种族因素**　在不同种族中的发生率有明显差异,黄种人多见,尤其多见于蒙古人种,因此又称为"蒙古皱襞"。黑种人和白种人中则没有或极少存在。据相关资料统计,我国内眦赘皮发生率为 $47.8\%\sim53.6\%$。

二、内眦赘皮的分类

(一)按形态分类

根据内眦赘皮的形成原因一般分为先天性与后天性两种。

先天性不伴有眼部其他异常的称为单纯性内眦赘皮。在临床上先天性内眦赘皮较为多见,部分可合并上睑下垂、内眦间距增宽、睑裂宽度变小者称之为小睑裂综合征,还有部分患者可合并小眼球及其他眼部先天性发育异常。

先天性内眦赘皮根据皮肤皱襞起始部位分为以下几种类型。

1. **眉型内眦赘皮**　由眉部开始向下止于内眦部皮肤(图 3-6-1A)。

2. **睑型内眦赘皮**　由上睑睑板上缘向下经过内眦到达下睑睑缘,可与鼻颊皱襞融合(图 3-6-1B)。

3. **睑板型内眦赘皮**　由上睑皱襞向下止于内眦角,此型亚洲人最常见(图 3-6-1C)。

4. **逆向型内眦赘皮**　由下睑向上经过内眦角延伸至上睑,部分遮盖内眦角(图 3-6-1D)。此类多伴有小睑裂综合征、眼球后退综合征或下睑倒睫。

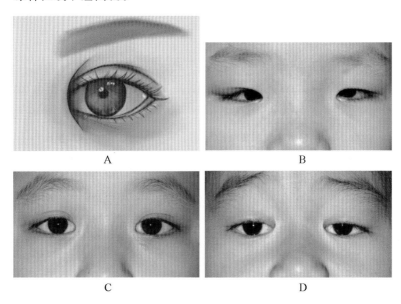

图 3-6-1　先天性内眦赘皮

注:A. 眉型内眦赘皮;B. 睑型内眦赘皮;C. 睑板型内眦赘皮;D. 逆向型内眦赘皮

(二)按程度分类

根据内眦皱襞遮盖泪阜区域的大小,可将内眦赘皮分为轻、中、重三度。

1. 轻度　皱襞遮盖泪阜区域<1/2(图 3-6-2)。

2. 中度　皱襞遮盖泪阜区域>1/2<2/3(图 3-6-3)。

3. 重度　皱襞遮盖泪阜区域>2/3(图 3-6-4)。

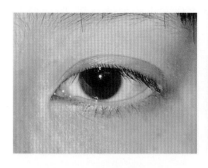

图 3-6-2 轻度内眦赘皮

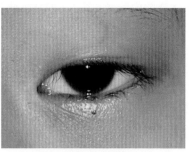

图 3-6-3 中度内眦赘皮

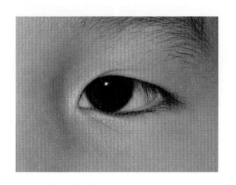

图 3-6-4 重度内眦赘皮

三、内眦赘皮的手术时机和术式选择

(一)手术时机

由于内眦赘皮多见于婴幼儿及儿童,随年龄增长,鼻骨及面部的发育,一部分内眦赘皮会自然减轻或消失,因此,主张在面部发育完全后,根据内眦赘皮的严重程度来决定是否需要手术治疗。

1. 如果内眦赘皮较轻,不伴有其他眼部畸形,A、B 和 C 型可能随着年龄增长而减轻或消失,若对外观及视功能无明显影响,可不必手术。

2. 若内眦赘皮明显,虽年龄增长和面部发育稳定后仍有外观影响者,建议在 18 岁后手术。

3. 对于合并上睑下垂、小睑裂综合征、逆向型内眦赘皮患者,其症状不会因年龄增长而消失,可考虑尽早联合或分期手术。有学者提出最早可 2 岁进行手术,特别是年龄较小的合并小睑裂综合征患者,一般先行内眦赘皮、睑裂开大手术,待稳定 3～6 个月后再二期行上睑下垂矫正术。

4. 如内眦赘皮合并下睑内翻及倒睫,且有畏光、流泪、明显角膜上皮损伤的、保守治疗无效的应尽早手术。

5. 由于外伤发生的瘢痕性内眦赘皮,建议在伤后 6 个月再考虑手术;合并睑内外翻、眼睑部分缺损、外伤性泪囊炎等,可考虑尽早手术。

(二)术式选择及评价

内眦赘皮的矫正方法很多,临床上应根据内眦赘皮的类型、轻重程度及解剖学基础综合考虑,制订疗效稳定、术后瘢痕小、并发症少的手术方案。

1. 内眦皮肤切除术　适用于水平方向皮肤过剩的轻度内眦赘皮。其方法简单,但复发率高,再次手术的难度增大。

2. Z 成形术　采用局部 Z 形皮瓣转位,缓解、消除垂直方向的皮肤张力,适用于垂直方向皮肤紧张的患者。其疗效稳定,但术后容易遗留瘢痕。

3. Y-V 成形术　该方法适用于较严重的内眦赘皮。如患者内眦间距过宽,在手术同时还需要缩短内眦韧带。

4. 其他　对于轻度内眦赘皮、伴鼻梁低平的患者,建议行隆鼻术改善。

四、内眦赘皮的矫正方法

由于内眦赘皮矫正方法很多,临床上应根据个体情况来选择适当的术式。以下介绍几种常用的方法。

(一)L形皮肤切除术

自内眦赘皮上端做一斜向下睑并距离下睑睫毛下 2mm,平行延伸至下睑中央的皮肤切口(图 3-6-5A 中的 ab)。沿标记线切开后皮下潜行分离,将内眦处的下睑缘切口的皮肤向鼻下方牵引至赘皮消失来决定去除的皮肤量,并用亚甲蓝标记(图 3-6-5A 中的 c 点)。内侧切口(ac)从原切口上端向下几乎垂直,下方(图 3-6-5A 中的 bc)为水平切口(图 3-6-5A),切除多余皮肤,间断缝合皮肤(图 3-6-5B)。术后第 5~7 天拆线。此法适用于下睑倒向型内眦赘皮。

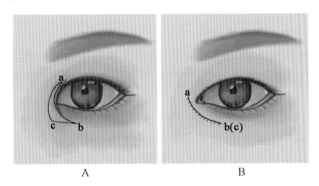

A   B

图 3-6-5　L形皮肤切除术

注:A. 切口设计;B. 皮瓣制作完毕后缝合外观

(二)皮瓣转位法

通过皮瓣的转位来矫正内眦赘皮的手术方法,包括单Z成形术和双Z成形术,分别用来矫正轻度和中重度的内眦赘皮。此类方法效果通常比较理想,但术后可能遗留瘢痕。本文介绍单Z成形术。

1. Fox Z 成形术　轻提内眦皱襞,于皱襞两侧向下各做一斜形切口,形成第 1 个三角形皮瓣,剥离皮瓣,充分游离后将皮瓣向鼻侧牵拉至赘皮消失,露出内眦角。沿此皮瓣顶端斜向上画线,与第 1 个三角形皮瓣创面区鼻侧切口缘的向上延长线相交,标记画线后切开皮肤形成第 2 个皮瓣,剥离此皮瓣后将 2 个皮瓣互相换位,间断缝合切口(图 3-6-6)。术后第 5～7 天拆线。此法适用于轻、中度正向型的内眦赘皮。

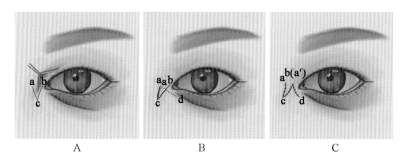

图 3-6-6　Fox Z 成形术

注:A. 提起内眦皱襞后所做的三角形切口;B. 三角形皮瓣下方第 2 个皮瓣的制作;C. 三角形皮瓣 ca′d 与 acb 换位后缝合

2. Stallard Z 成形术　以亚甲蓝将内眦赘皮纵轴全长画线(图 3-6-7 中的 ab)作为 Z 瓣中轴,中轴线上端画一与上睑缘垂直短线(图 3-6-7 中的 ac),下端画一斜向内上方短线(图 3-6-7 中的 bd),两短线作为 Z 瓣两臂。沿标记线切开皮肤后,充分分离皮下组织,皮瓣交叉换位[图 3-6-7 中的 a 换至 d 点(为 a′),b 换至 c 点(为 b′)],间断缝合皮肤(图 3-6-7)。术后第 5～7 天拆线。此法适用于正向型各种程度的内眦赘皮。

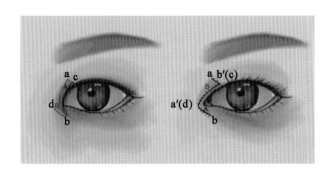

图 3-6-7　Stallard Z 成形术

注：A. 切口设计；B. 皮瓣交叉换位后缝合外观

(三)Y-V 成形术

在内眦部做一向内眦角的横行 Y 形皮肤切口。Y 切口上下宽度大于内眦角部睑裂，上、下两臂与上、下睑缘平行，Y 的长轴与内眦角一致，顶点为新的内眦点，臂与轴长视内眦赘皮程度而定。沿标记线切开皮肤后潜行分离，将 Y 轴两臂交点处向鼻侧牵引，与长轴的鼻侧端皮肤缝合，适当修剪皮肤后间断缝合切口，缝合后创口呈 V 形。术后第 5 天拆线。此法适用于较严重的内眦赘皮，若联合行内眦韧带缩短，也适用于有内眦间距增宽的内眦赘皮(图 3-6-8)。

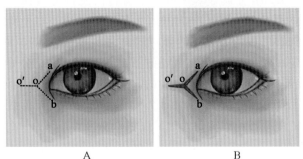

A　　　　　　　　　　B

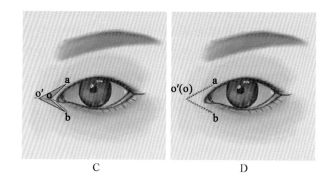

图 3-6-8　Y-V 成形术

注:A. Y 形皮肤切口设计;B. 沿画线切开皮肤;C. 松解皮下组织后将 o 点缝至 o′点;D. 缝合 ao′及 bo′

(四)重睑术联合内眦赘皮矫正

临床诊疗过程中有多数患者为单睑同时伴有不同程度的内眦赘皮,为了外观得到更好地改善,可在行重睑术的同时矫正内眦赘皮。多可采用 Z 瓣或者 Y-V 瓣解决此类内眦赘皮(图 3-6-9),但由于术后可能有瘢痕残留,因此术前应充分告知患者。

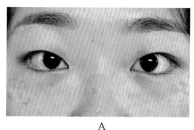
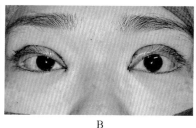

图 3-6-9　睑板型内眦赘皮行 Z 成形术联合重睑成形术

注:A. 术前外观;B. 术后即刻外观

总之,内眦赘皮的术式多样,在临床中应根据个体情况和内眦赘皮的类型及严重程度来选择不同的术式。同时,应关注患者的诉求,术前充分沟通,尊重患者知情权和选择权,设计个体化手术方案。

五、术后并发症及其预防和处理

(一)术后感染

内眦赘皮手术属于 I 类切口手术,原则上不需要使用抗生素。术后应注意局部伤口的换药,若出现伤口红肿、流脓,则应考虑伤口感染的可能,建议全身应用抗生素,局部加强换药;如出现局部伤口脓肿,必要时须切开引流。为避免此类并发症的发生,术中严格无菌操作,术后嘱患者按时换药,保持伤口清洁。

(二)切口瘢痕

1. 原因

(1)术后线性瘢痕一般属于正常现象,此类瘢痕多在术后 3～6 个月逐渐减轻。

(2)术中操作过于粗暴、术式选择不佳、皮肤张力过大,均可引起术后瘢痕增生。

(3)术后切口感染或瘢痕体质患者。

2. 处理

(1)线性瘢痕一般无须处理。

(2)术后切口瘢痕可给予局部理疗或给予适当抗瘢痕药物治疗。

(3)瘢痕增生明显者,术后 6 个月后再考虑手术处理。

3. 预防

(1)严格手术无菌操作,避免伤口感染。

(2)若是瘢痕体质患者,不建议手术治疗。

(3)手术操作应轻柔,切口缝合可采用 6-0 或 7-0 尼龙缝线。

(4)根据患者个人情况选择最合适的手术方案,减少瘢痕的发生。

(三)内眦赘皮矫正效果欠佳或复发

1. 原因

(1)术前对患者病情判断不准确,术式选择不当。

(2)对于内眦赘皮伴内眦间距增宽或小睑裂等其他畸形的患者未做到一并处理,可能造成术后效果不理想。

(3)局部切口缝线固定位置不佳或缝线松脱。

2. 处理　如矫正不理想或复发,须再次手术处理的,建议在术后 6 个月后选择更合适的术式。

3. 预防　内眦赘皮患者通常有较高的期望值,因此,在术前应与患者或家属充分沟通,正确判断病情,选择合适的术式。

(谭　佳　王　沙)

第七节　眼睑裂伤的处理

一、主要处理原则

1. 眼睑裂伤的一期清创缝合　应尽早完成,确保伤口清洁后再行清创缝合术,否则,感染或创伤后病理变化会影响预后。

2. 开放性伤口　特别是创口深、污染严重者,需要在伤后 24 小时之内注射破伤风抗毒素或破伤风免疫球蛋白。

3. 动物咬伤　应立即彻底清创、消毒裂伤部位,注射破伤风抗毒素或破伤风免疫球蛋白;在 24 小时之内到疾控中心按规范注射狂犬疫苗。创口暂不缝合,预防感染,一般 3～7 天后,视伤口情况,决定是否行二期缝合伤口。

4. 对于伤口大、污染重的病例　遵循抗生素应用规范,预防性应用抗生素。

二、常见眼睑裂伤的处理

(一)不累及睑缘的眼睑裂伤

仔细辨别皮肤裂伤的形态、伤口边界,如无皮肤缺损,则容易对位缝合(图 3-7-1)。上眼睑的裂伤,术中需要探查上睑提肌,如果上睑提肌断裂,尽量复位、缝合。

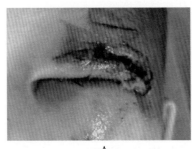 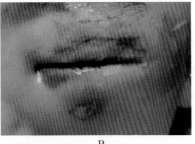

A   B

图 3-7-1 不累及睑缘的眼睑裂伤

注:A. 术前照片,左眼上睑水平、不规则裂伤,术中发现伤口边界清楚、无皮肤缺损;B. 术后第 1 天照片,对位缝合良好

建议:

1. 从不稳定一侧向稳定一侧进针、穿出,如为较大面积的皮肤撕脱,缝合时先从撕脱游离的皮肤处进针,再从撕脱处皮缘出针。

2. 较长的裂伤,缝合时应先定位缝合,再在定位缝合之间补充缝合,避免伤口错位缝合。

3. 当创缘两侧皮肤厚度不一致时,皮肤较薄一侧创缘针距稍远,皮肤较厚一侧创缘针距稍近,这样的缝合,打结后皮肤相对平整。

4. 伤口呈三角形时,如采取普通间断缝合,尖端的皮肤容易缺血坏死,建议使用尖角缝合技术。具体方法为:从创缘一侧的皮肤进针,出针后横行穿过三角形皮瓣尖端的皮下组织,再从对侧创缘相应位置进针,穿出皮肤,轻轻拉拢使皮瓣对合平整后打结。注意三角形皮瓣两侧的进针出针深度及边距应与两侧创缘的进针、出针深度和边距一致。

(二)累及睑缘的眼睑裂伤

累及睑缘的眼睑裂伤,常伴有睑板的裂伤(图 3-7-2),处理不当,可造成睑缘成角畸形、角膜损伤等并发症。

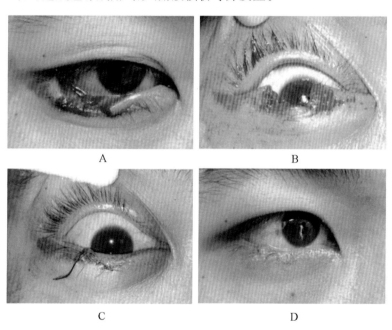

图 3-7-2 累及睑缘的眼睑裂伤

注:A. 术前照片,右眼下眼睑裂伤,累及睑缘,伴睑板裂伤;B. 清创后照片,术中发现伤口边界清楚,无皮肤缺损;C. 清创缝合后照片,对位缝合,睑缘缝线压于皮肤缝线下方;D. 术后 10 天照片,睑缘对位良好,无成角畸形

建议：

1. 睑缘裂伤的缝合，首先采用 6-0 尼龙缝线对位缝合睑缘，注意两侧进针深度尽量一致（图 3-7-3），预置缝线后先不打结，避免之后缝合睑板时创缘暴露不佳，增加操作难度。

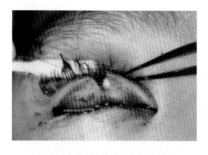

图 3-7-3　睑缘对合

注：睑缘裂伤的缝合，首先对位缝合睑缘，两侧进针的深度尽量一致

2. 睑缘位置固定后，充分暴露睑板，以 6-0 尼龙缝线间断缝合睑板，进针深度以 2/3 睑板厚度为宜，不可穿透睑板，否则缝线容易擦伤角膜，造成角膜上皮损伤。

3. 合并穿结膜裂伤时，先对位缝合睑缘、睑板，然后采用 8-0 可吸收缝线对位缝合结膜，再缝合皮下组织和皮肤（图 3-7-4）。

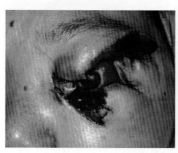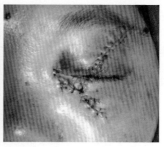

图 3-7-4　累及睑缘的眼睑裂伤，合并结膜裂伤

注：A. 术前照片，右眼下眼睑裂伤，累及睑缘、睑板和结膜；B. 清创缝合后照片，术中发现伤口边界清楚，对合良好

(三)合并泪小管断裂的眼睑裂伤

眼睑裂伤合并泪小管断裂(图 3-7-5)时,重视泪小管断裂修复,在显微镜下寻找泪小管断端(泪小管断端管口呈灰白色),探查内眦韧带是否断裂。

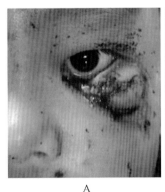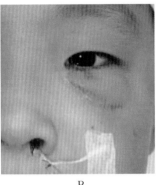

A　　　　　　　　　　B

图 3-7-5　合并泪小管断裂的眼睑裂伤

注:A. 术前照片左眼下睑裂伤、下泪小管断裂;B. 清创缝合术后 1 个月,泪小管断裂吻合,U 形硅胶插管固定于鼻孔外侧面部

建议:

1. 合并泪小管断裂时,术中先进行泪小管断裂修复,再缝合睑缘、睑板、皮下组织和皮肤。

2. 泪小管断端吻合时,用 8-0 可吸收线围绕泪小管断端的前、后、内壁外侧分别做 3 针预置缝线(挂一部分周围软组织),助手拉拢伤口两侧的皮肤和皮下组织,在无张力的情况下分别打结预置缝线。

3. 合并内眦韧带断裂时,应在泪小管置管后复位、固定内眦韧带,再行泪小管断端吻合等。

4. 术后第 7 天拆除皮肤缝线,3 个月拔除泪道硅胶插管。

(四)合并眼睑缺损的眼睑裂伤

眼睑外伤严重时可合并组织撕脱、缺损,需要判断眼睑缺损的范围,根据具体情况采用不同的手术方法进行修复。

建议:

1. 对于眼睑前层的缺损,缺损面积小时可尝试直接拉拢缝合,不能直接缝合时可采用皮瓣技术(图 3-7-6)或游离植皮(图 3-7-7)的方法进行修复;如果创面污染严重,可考虑二期处理,以免伤口感染影响皮瓣或皮片的成活。

2. 对于眼睑全层的缺损,皮肤较为松弛者可直接拉拢缝合,无法拉拢缝合的缺损,可采用皮瓣技术等进行修复。

3. 存在内眦韧带断裂时,同时进行修复固定。由于内眦韧带断裂时多合并泪道损伤或鼻骨损伤,术前应仔细检查,术中应先行泪小管断裂吻合。

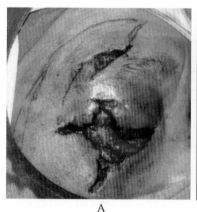 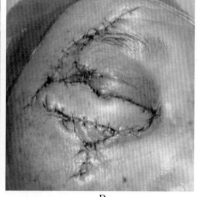

A   B

图 3-7-6 眼睑全层缺损

注:A. 术前照片,右眼上、下眼睑全层缺损;B. 清创缝合后照片,术中皮瓣移植

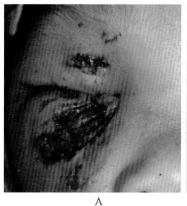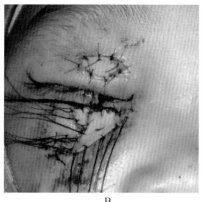

A　　　　　　　　　　　　　　B

图 3-7-/　眼睑前层缺损

注:A. 术前照片,右眼上、下眼睑前层缺损;B. 清创、植皮术中照片,全厚皮片移植

（张　黎　余　涛）

第八节　眼睑肿瘤

一、眼睑良性肿瘤

眼睑良性肿瘤比较常见,可发生于任何年龄阶段,依据其来源可划分为上皮性、真皮性、眼睑附属器、色素细胞和神经来源。眼睑良性肿瘤因位置表浅,易于发现,大部分从其生长特性和外形即可诊断。也有少数病灶与恶性肿瘤难以鉴别,需要进行病理诊断。眼睑良性肿瘤如果瘤体小,不影响外观或视功能,可以观察,无须处理,否则应手术切除。

(一)常见眼睑良性肿瘤主要特点

1. 鳞状细胞乳头状瘤　常见的上皮性良性肿瘤,好发于睑缘,呈指状、乳头状或疣状突起,通常有蒂与皮肤相连(图 3-8-1)。病理检查病变中心为血管结缔组织,表面覆盖不全角化或角化过度的复层鳞状上皮。

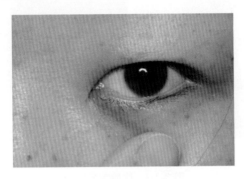

图 3-8-1   眼睑鳞状细胞乳头状瘤

2. 基底细胞乳头状瘤   又称脂溢性角化病,是一种基底细胞增生性良性病变,常见于中老年人。一般表现为圆形或椭圆形隆起病灶,略高出皮面,边界清晰,易与色素痣和基底细胞癌混淆(图 3-8-2)。病理学显示病变细胞类似于基底细胞,细胞内含有黑色素颗粒。

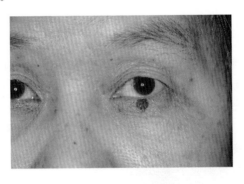

图 3-8-2   眼睑基底细胞乳头状瘤

3. **血管瘤** 是婴幼儿时期最常见的良性肿瘤,由增生的毛细血管和内皮细胞组成。

有其独特的病程发展史:一般病变在出生时或出生后 1～2 周出现,6 个月内增长较为迅速,此后增长缓慢,75％的患儿其病变在 6—7 岁时会自行消退。当病变位于皮肤表面时,表现为鲜红色肿块,略高于皮面,又称"草莓痣"(图 3-8-3)。如果部位较深在,则呈蓝色或紫色(图 3-8-4)。

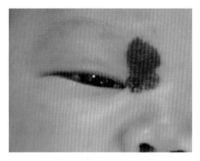
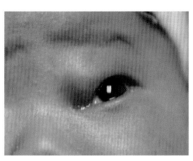

图 3-8-3 眼睑表浅血管瘤　　图 3-8-4 眼睑深部血管瘤

4. **色素痣** 由痣细胞构成,好发于眼睑和睑缘皮肤,表现为扁平或略高于皮面,含有不同色素的结节和斑块,境界清楚(图 3-8-5)。按组织病理学特点,常分成皮内痣、交界性痣和复合痣。根据痣的形态和痣细胞位于真皮内又有几种特殊类型:分裂痣(图 3-8-6)、蓝痣和 Ota 痣。

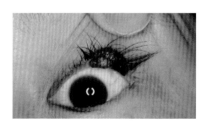
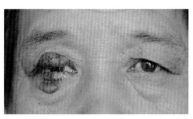

图 3-8-5 眼睑色素痣　　图 3-8-6 眼睑分裂痣

5. 黄色瘤　常见于老年人，一般为双侧，常位于上睑近内眦部，呈柔软的扁平黄色斑，稍隆起，与周围正常皮肤的境界清楚（图 3-8-7）。病理检查病变为大量泡沫细胞，围绕血管和真皮附属结构。

6. 汗管瘤　多见于青春期女性，是一种眼睑分泌性肿瘤。表现为眼睑或面颊部散在、多发蜡黄色小结节（图 3-8-8）。病理检查结节由包埋在纤维基质中的小管组成，管腔内充满角化蛋白或黏液样物质。

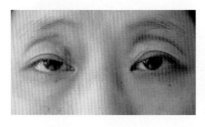 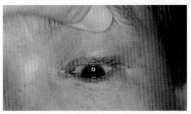

图 3-8-7　眼睑黄色瘤　　　　　图 3-8-8　眼睑汗管瘤

7. 毛母质瘤　又称钙化上皮瘤，是来源于原始上皮胚芽细胞的附属器肿瘤。多见于青少年，好发于上眼睑和眉部，表现为孤立的皮下结节（图 3-8-9）。病理可见由嗜碱性细胞和血影细胞组成的不规则上皮岛，肿瘤内常有不同程度的钙化甚至骨化。

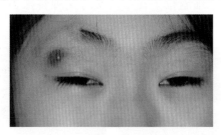

图 3-8-9　眼睑毛母质瘤

(二)常见眼睑良性肿瘤的手术方法

1. 单纯切除

(1)适应证:适用于小的眼睑肿瘤,切除后眼睑缺损横径小于等于睑缘全长的 1/4。

(2)手术步骤

①患者取平卧位,常规消毒、铺巾。沿肿瘤边界用亚甲蓝标记切除的皮肤范围,2% 利多卡因(含 1:100 000 肾上腺素稀释液)行眼睑浸润麻醉。

②沿画线切开皮肤和皮下组织,完整切除肿瘤,电刀充分止血。

③沿睑缘方向从缺损区两侧延长皮肤切口,充分分离缺损区两侧浅层组织,去除猫耳,对位间断缝合伤口。

④术后涂抗生素眼膏,加压包扎术眼。

(3)术后处理

①术后冰敷 24~48 小时。

②第 2 天换药,抗生素眼药水清洗伤口,第 7 天拆线。

(4)注意事项:术中应根据缺损大小适当延长切口,充分分离缺损区浅层组织,确保切口两侧无张力,缝合后眼睑位置无改变。

(三)肿瘤切除＋皮瓣成形术

(1)适应证:适用于中等大小的眼睑肿瘤,切除后眼睑缺损横径大于睑缘全长的 1/4,但≤1/2 睑缘长度。

(2)手术步骤

①滑行皮瓣:消毒、铺巾、局部麻醉和切除肿瘤步骤同前。在皮肤缺损区的一侧沿缺损缘左右(或上下)做平行切口,分离皮下组织形成矩形皮瓣;将皮瓣向缺损区滑行推进,直至完全覆盖创面;间断缝合后涂抗生素眼膏,加压包扎术眼。

②旋转皮瓣:消毒、铺巾、局部麻醉和切除肿瘤步骤同前。在皮肤缺损区边缘的一侧,根据缺损区域的大小形成局部皮瓣;按

照顺时针或逆时针方向旋转一定角度,将皮瓣覆盖于缺损区;间断缝合;上睑缺损常用颞部皮瓣,下睑缺损可选用鼻侧、颞部或同侧上睑皮瓣;术后涂抗生素眼膏,加压包扎术眼。

(3)术后处理

①术后冰敷 24～48 小时。

②第 2 天换药,抗生素眼药水清洗伤口,第 7 天拆线。

(4)注意事项

①滑行皮瓣蒂两侧常出现皮肤皱襞,需要各切除一个三角形皮肤,以降低张力使创缘平整。

②旋转皮瓣剥离应位于皮下脂肪层。

③旋转皮瓣旋转角度一般不超过 90°。

④由于面部血供丰富,旋转皮瓣的蒂部宽度和皮瓣长度之比可增加至 1:5。

⑤旋转皮瓣处的缺损经分离松解后,可以直接拉拢缝合。如果缺损过大(宽度＞2cm),则需要中厚或全厚皮片游离移植修复。

二、眼睑恶性肿瘤

(一)常见眼睑恶性肿瘤主要特点

1. 基底细胞癌　是最常见的眼睑恶性肿瘤,发生与长期日晒有关。多见于老年人,好发于下睑,其次为内眦、上睑、外眦。肿物生长缓慢,表面常出现小溃疡,基底硬而不平,表面覆盖有痂皮或色素沉着,边界不清(图 3-8-10)。晚期可侵犯眼睑、鼻背、面部、眼眶及眼球等组织(图 3-8-11)。可转移至局部淋巴结,一般不引起远处转移。可分为结节性、溃疡型、色素型、硬化型和多中心表浅型。病理检查示瘤细胞小、核深染、典型结构为栅栏样排列。

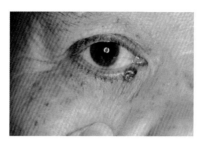
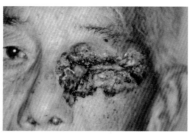

图 3-8-10　眼睑基底细胞癌　　图 3-8-11　眼睑基底细胞癌广泛侵犯眼睑、眼眶

2. 皮脂腺癌　皮脂腺癌在我国眼睑恶性肿瘤的发病率位居第 2 位。眼部皮脂腺癌多起源于睑板腺（麦氏腺），也有起源于蔡氏腺、泪阜和毛囊者。多见于老年人，好发于上睑。早期与睑板腺囊肿相似，呈结节状隆起，界清、质硬、无痛，与皮肤无粘连，肿块呈黄白色分叶或菜花样，触之易出血（图 3-8-12）。晚期可侵犯眼球及眼眶，转移至颈部淋巴结，也可血行转移至肝等器官。病理学可分为高、中、低分化型。高分化型细胞质丰富呈泡沫状。临床易误诊为霰粒肿，故 40 岁以上反复发作的霰粒肿患者应引起重视。

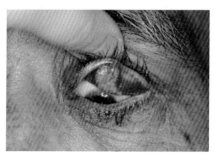

图 3-8-12　眼睑皮脂腺癌

3. **鳞状细胞癌** 老年人多见,男性多于女性,好发于睑缘等皮肤结膜交界处。肿瘤开始呈斑块或结节状,伴周边毛细血管扩张,随病情发展肿瘤增大呈菜花型,表面可出现溃疡,边界不清(图 3-8-13)。后期肿瘤侵及眶上、下神经时,可出现疼痛。鳞癌恶性度高,生长快,可破坏眼睑、眼球、眼眶、鼻窦及面部等组织。易转移至颈部淋巴结,甚至远处脏器。依据肿瘤浸润深度及神经浸润与否,将其分化程度分为低危鳞癌和高危鳞癌。

4. **黑色素瘤** 多继发于原来存在的良性色素性病变,如色素痣,表现为短期内进行性生长加速、色素加深、破溃出血等改变(图 3-8-14)。眼睑黑色素瘤恶性度高、易扩散转移。根据形态可分为 4 型:小痣黑色素瘤、表浅扩散性黑色素瘤、结节性黑色素瘤、起源于痣的黑色素瘤。皮损面积逐渐扩大、发展,可以侵犯、浸润周围组织,可经淋巴管及血行转移至远处器官。

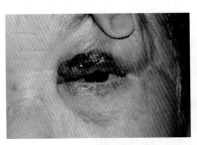
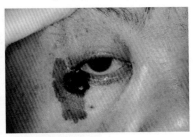

图 3-8-13　眼睑鳞状细胞癌　　　图 3-8-14　眼睑黑色素瘤

(二)眼睑恶性肿瘤 TNM 分期
参考美国 AJCC 第 8 版分期(表 3-8-1)。

表 3-8-1　眼睑恶性肿瘤 TNM 分期

原发灶(T)		
Tx		原发肿瘤无法评估
T0		无证据表明存在原发肿瘤
Tis		原位癌
T1 φ≤10mm	a	无睑板及睑缘浸润
	b	睑板或睑缘浸润
	c	眼睑全层浸润
	d	周围神经浸润
T2 10mm＜φ≤20mm	a	无睑板及睑缘浸润
	b	睑板或睑缘浸润
	c	眼睑全层浸润
	d	周围神经浸润
T3 20mm＜φ≤30mm	a	无睑板及睑缘浸润
	b	睑板或睑缘浸润
	c	眼睑全层浸润
	d	周围神经浸润
T4 侵犯邻近眼周、眼眶或面部结构	a	眼球或眶内浸润
	b	周围神经浸润
	c	骨壁、鼻窦、泪囊、鼻泪管、脑

(续　表)

局部淋巴节转移(N)		
Nx	区域淋巴结情况无法评估	
N0	无证据说明淋巴结转移	
N1 同侧单个淋巴结转移且 φ≤3cm	N1a	基于临床或影像学检查
	N1b	基于淋巴结活检
N2 同侧单个淋巴结转移且 φ>6cm	N2a	基于临床及影像学检查
或有对侧/双侧淋巴结转移	N2b	基于淋巴结活检
远处转移(M)		
M0	无	
M1	有	

(三)眼睑恶性肿瘤治疗

1. 手术切除　除非发生远处转移或患者身体状况不允许,眼睑恶性肿瘤须手术切除。常用方法有 Mohs 显微手术法和扩大切除法。侵犯眼眶需要行眶内容物剜除术。局部淋巴结转移者应同期行淋巴结清扫术。

(1)Mohs 显微手术:在显微镜下观察各切缘是否残存肿瘤细胞,若存在则继续切除组织直至切缘阴性。该术式可以最大限度地切除肿瘤并保留眼睑正常组织。

(2)扩大切除:切缘距离肿瘤外正常组织至少 5mm。

(3)眶内容物剜除:根据肿瘤累及范围,分为全眶内容物剜除和部分眶内容物剜除术。

2. 眼睑缺损重建　眼睑重建的修复方式取决于眼睑缺损的位置、层次和范围,以及眼周组织的量和弹性等因素。临床上可用多种方法重建眼睑以恢复其形态和功能。

　　前层缺损尽量用来自邻近部分的皮瓣修复,如滑行皮瓣、旋转皮瓣(如鼻侧或颞侧),也可以灵活使用邻近部位其他旋转皮瓣(图 3-8-15),角度可以根据情况适当放宽(图 3-8-16)。面积较大者可游离植皮,供区有耳后、锁骨上及腹股沟等处。亦可采用扩张器技术进行修复。后层缺损可应用 Hughes 瓣(图 3-8-17)、Cutler-Beard 瓣或其反向瓣(图 3-8-18)等滑行睑板或眼睑全层进行修复,也可游离睑板(图 3-8-19)或硬腭(图 3-8-20)修复。全层缺损可综合运用各种方法进行修复,如游离睑板＋滑行肌瓣＋游离植皮相结合。眶内容物剜除术后可采用游离植皮(图 3-8-21)或游离皮瓣(图 3-8-22)修复。

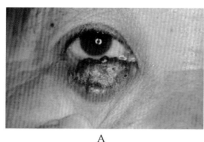 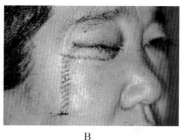

A　　　　　　　　　　　B

图 3-8-15　旋转皮瓣修复眼睑缺损

注:A. 下睑基底细胞癌术前;B. 颞侧旋转皮瓣修复术后

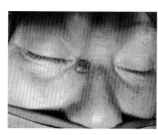 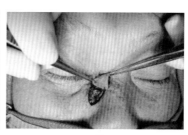

A　　　　　　　　　　　B

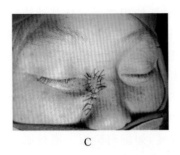

C

图 3-8-16　旋转皮瓣修复眼睑缺损

注：A. 右内眦基底右细胞癌术前；B. 制作旋转皮瓣；C. 修复术后

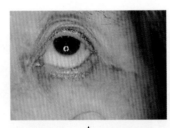

A

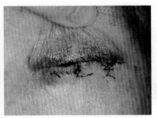

B

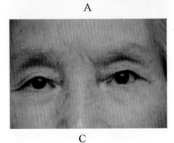

C

图 3-8-17　Hughes 瓣修复眼睑缺损

注：A. 下睑缘皮脂腺癌术前；B. 一期修复术后；C. 二期修复术后

（1）Hughes 瓣：Hughes 瓣是利用上睑组织修复下睑缺损的方法。

①局部麻醉：盐酸奥布卡因表面麻醉，在下睑缺损周围及上睑结膜下局部浸润麻醉。

②制作组织瓣：上睑缘中部用 3-0 丝线做悬吊线，台式拉钩翻

转上睑。沿睑缘 2mm 切开睑板，眼科剪进行分离。睑板-结膜复合组织瓣蒂部与上睑穹相连，大小依据缺损而定。

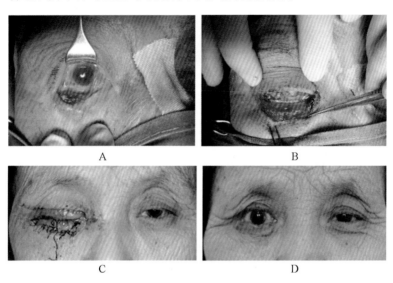

A

B

C

D

图 3-8-18　反向 Cutler-Beard 瓣

注：A. 右下睑皮脂腺癌；B. 术中显示眼睑缺损；C. 反向 Cutler-Beard 瓣修复缺损；D. 术后 3 个月

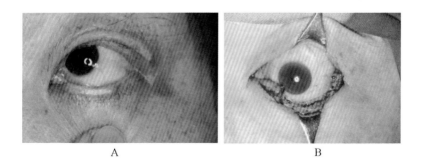

A

B

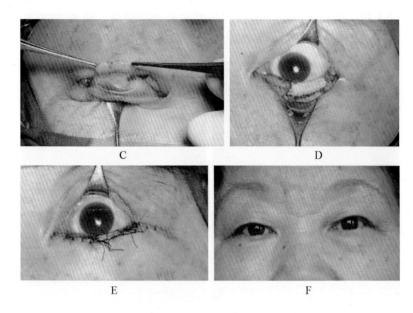

C   D

E   F

图 3-8-19　游离睑板移植

注：A. 左下睑皮脂腺癌；B. 术中显示眼睑全层缺损；C. 游离对侧上睑睑板；D. 游离睑板修补下睑缺损；E. 全层修补术后；F. 术后 3 个月

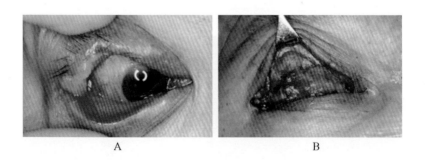

A   B

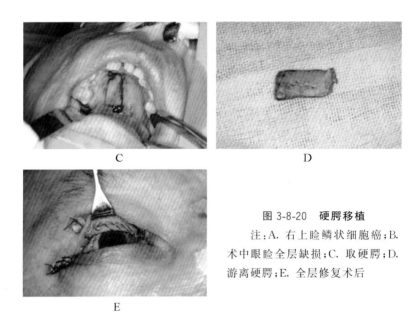

C

D

E

图 3-8-20　硬腭移植

注：A. 右上睑鳞状细胞癌；B. 术中眼睑全层缺损；C. 取硬腭；D. 游离硬腭；E. 全层修复术后

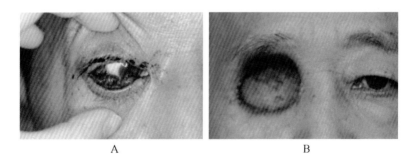

A

B

图 3-8-21　游离植皮

注：A. 右眼结膜黑色素瘤；B. 眶内容物剜除游离植皮修复

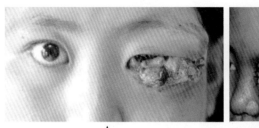 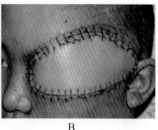

A   B

图 3-8-22　游离皮瓣

注：A. 左眼未分化多形性肉瘤术前；B. 扩大眶内容物剜除股前外游离皮瓣修复

③滑行修补缺损：将组织瓣由上睑向下睑缺损滑行，用 6-0 可吸收线缝合组织瓣的内外侧与下睑残余睑板。注意将下睑缩肌缝合至瓣下缘。

④前层修复：下睑前层的缺损用邻近皮瓣转移修复。

⑤二期手术：术后 2～4 周沿下睑缘离断组织瓣。

术后可能由于 Müller 肌前徙而出现上睑退缩。

（2）Cutler-Beard 瓣：Cutler-Beard 瓣是用下睑组织来修复上睑缺损的方法。

①局部麻醉：盐酸奥布卡因表面麻醉，上睑缺损周围及下睑结膜下局部浸润麻醉。

②制作组织瓣：下睑睫毛下设计矩形组织瓣。组织瓣蒂部与下睑穹相连，大小依据缺损而定。切开皮肤后用眼科剪进行分离全层组织。

③滑行修补缺损：将组织瓣由下睑穿过睑缘下方后向上睑缺损区滑行，用 6-0 可吸收线将组织瓣的内外侧与上睑残余睑板缝合。注意将上睑提肌腱膜缝合至瓣上缘。用 5-0 丝线缝合皮肤。

④二期手术：术后 2～4 周沿上睑缘离断组织瓣。

术后可能出现一定程度的上睑下垂及下睑退缩。

（3）Tenzel 瓣

①标记切口线：如果是上睑缺损，向颞下方设计半圆形皮瓣；如果是下睑缺损，向颞上方设计半圆形皮瓣，缺损大时皮瓣的直径也相应增大。

②制作组织瓣：在标记线处切开外眦。如果是上睑缺损则游离外眦韧带上支；如果是下睑缺损则游离外眦韧带下支。分离制作带有眼轮匝肌的肌皮瓣。

③滑行修补缺损：将皮瓣和外侧眼睑向内推进，用 6-0 可吸收线缝合组织瓣的内侧与残余睑板。用 5-0 丝线缝合皮肤。

④修复外眦：用 5-0 可吸收线对位缝合外眦处肌层，用 6-0 可吸收线分别缝合皮下组织、结膜，用 5-0 丝线缝合皮肤。

术后可能出现一定程度的上睑下垂或下睑退缩。

3. 辅助治疗 对于晚期及伴有淋巴结和远处转移者，常辅之以放化疗。

对于难治性的眼睑恶性肿瘤，如已发生转移或病灶多发无法手术的治疗者，靶向药发挥越来越重要的作用。Hedgehog 通路抑制剂维莫德吉（vismodegib）对基底细胞癌和 PD-1 通路抑制剂帕姆单抗（prembrolizumab）对睑板腺癌都显示出良好的治疗效果。

（徐晓芳　宋　欣　贾仁兵）

参 考 文 献

［1］ 范先群. 眼整形外科学. 北京：北京科学技术出版社，2009：20-24，309-313.

［2］ 宋建星,杨军,陈江萍. 眼睑整形美容外科学. 浙江：浙江科学技术出版社，2015：239-260.

［3］ 李冬梅. 眼整形美容外科图谱. 2 版. 北京：人民卫生出版社，2016：250-263.

［4］ 徐乃江. 实用眼整形美容手术学. 郑州：郑州大学出版社，2003：115-126.

［5］ 李娜,李广帅,刘林嶓,等. 改良 Y-V 成形内眦赘皮矫正术联合切开法重睑术的临床应用. 中国美容医学,2014,23(1):1-3.

［6］ 马力,任冲,齐彦文,等. 改良横切纵缝法联合重睑成形术矫正内眦赘皮. 中日友好医院学报,2010,24(3)：143-146.

［7］ Tyers A G,Collin J R O. Colour Atlas of Ophthalmic Plastic Surgery. Butterworth Heinemann，an imprint of Elsevier Limited，2008，121-155.

［8］ Guthrie A J,Kadakia P,Rosenberg J. Eyelid MalpositionRepair：A Review of the Literature and Current Techniques. SeminPlast Surg,2019,33(2)：92-102.

［9］ Mahesh L. Correction of upper eyelid entropion：Modified techniques are most welcome. Indian J Ophthalmol,2018,66(2):278.

［10］ McVeigh K A,Harrison R,Ford R. Entropion and ectropion repair：a snapshot of surgical practice in the United Kingdom. Orbit,2018,37(2)：105-109.

［11］ Athavale D D,O'donnell B A. Lower eyelid entropion repair with retractor mobilization and insertion onto the anterior surface of the tarsal plate. Orbit,2018,37(2)：121-124.

［12］ Chi M,Kim H J,Vagefi R,et al. Modified tarsotomy for the treatment of severe cicatricial entropion. Eye,2016,30(7)：992-997.

［13］ Goldberg R A,Li T G. Postoperative infection with group A beta-hemolytic Stveptococcus after blepharoplsty. A J Ophthalmol,2002,134(6):908-910.

［14］ Marenco M,Macchi I,et al. Clinical presentation and management of congenital ptosis. Clin Ophthalmol,2017,11:453-463.

［15］ Maycock N,MacGregor C,Saunders DA,et al. Long term patient-reported benefit from ptosis surgery. Eye,2015,29(7):872-874.

［16］ McInnes C W, Lee-Wing M. Eyelid ptosis. CMAJ, 2015, 187(14)：1074.

［17］ Ko A C,Satterfield K R,Korn B S,Kikkawa D O. Eyelid and Periorbit-

al Soft Tissue Trauma. Facial Plast Surg Clin North Am,2017,25(4):
605-616.

[18] Chiang E,Bee C,Harris G J,Wells T S. Does delayed repair of eyelid
lacerations compromise outcome? Am J Emerg Med,2017, 35(11):
1766-1767.

[19] Sadiq M A,Corkin F,Mantagos I S. Eyelid Lacerations Due to Dog Bite
inChildren. J Pediatr Ophthalmol Strabismus,2015,52(6): 360-3.

[20] Örge F H,Dar S A. Canalicular laceration repair using a viscoelastic in-
jection to locate and dilate the proximal torn edge. J AAPOS,2015,19
(3): 217-9.

[21] Park J I. Z-epicanthoplasty in Asian eyelids. Plast Reconstr Surg,1996,
98(4): 602-609.

[22] Liu Y,Lei M,Wang Y,et al. Lazy S-curve epicanthoplasty in Asian
blepharoplasty. AesthetPlast Surg,2012, 36(2):39-41.

[23] Liu L,Li S,Fan J,et al. Inverted "V-Y" advancement medical epican-
thoplasty. J PlastReconstrAesthet Surg,2012, 65(1):43-47.

[24] Field L M,Cascading epicanthal skin resection and aesthetic reconstruc-
tion. Dermatol Surg,2000, 26(9):888-890.

[25] Yoo W M,Park S H,Kwag D R. Root z-epicanthoplasty in Asian eye-
lids. PlastReconstr Surg,2002, 109(6): 2067-2071.

[26] Zhao Y Q,Luo D A. Modified Y-V epicanthoplasty with raised medical
canthus in the Asian eyelid. Arch Facial Plast Surg,2010, 12(4): 274-
276.

[27] Jerry A Shields, Caroll Shields. Eyelid, Conjunctival, and Orbital
Tumors. Philadelphia. Wolters Kluwer. 2016: 30-118.

[28] Pe'Er J. Pathology of eyelid tumors. Indian J Ophthalmol,2016: 64
(3): 177-190.

第4章

泪道成形

泪道阻塞是眼科常见病,可发生在泪道的任何部位(泪点、泪小管、泪总管、泪囊、鼻泪管),以溢泪为主要症状。常见病因如下。

1. 先天性和发育因素　有73%的新生儿泪道末端的 Hasner 瓣膜闭锁,诊断为先天性鼻泪管阻塞;还有先天性骨性鼻泪管狭窄或闭锁、泪点缺如、泪小管缺如等。

2. 炎症　眼局部的炎症,如沙眼、急慢性结膜炎、睑缘炎、麦粒肿、眼睑疱疹等;邻近组织的炎症,如肥厚性鼻炎等。

3. 外伤　泪小管裂伤最常见,其他有泪道及其周围部位的机械性损伤,如鼻骨和上颌骨骨折累及泪道;热烧伤或酸碱化学伤。

4. 异物　沙尘、脱落的睫毛等。

5. 肿瘤　泪囊、鼻泪管肿瘤,鼻和鼻旁窦肿瘤累及泪道。

6. 医源性损伤　手术损伤泪道(如鼻和鼻旁窦手术、口腔颌面外科手术等);过频或不当的泪道冲洗、探通或泪道激光等操作导致的泪道黏膜损伤;局部恶性肿瘤放射治疗引起的放射性泪道损伤;严重药物过敏反应等引起的泪道黏膜损伤。

第一节　鼻泪管探通与插管术

一、鼻泪管探通术(婴幼儿)

1. 适应证　先天性鼻泪管阻塞在泪囊区按摩等保守治疗无

效时,可考虑泪道探通。首次泪道探通的时间尚存有争议。目前临床研究认为,小儿出生后 6～12 个月是鼻泪管探通术的最佳时机;小儿出生后 6 个月以内,自愈率较高,在没有合并感染的情况下建议随访观察;对于 1 岁以上的初次就诊患儿,鼻泪管探通仍为首选治疗方法。

2. 术前评估和准备

(1)术前评估:了解是否有早产或先天发育异常等病史;近期是否有感冒、发热等病史;排除先天性心脏病等。

(2)术前准备:术前 1 小时内不喂奶;注意手术室温度,探通时孩子哭闹出汗,容易引起感冒;给患儿家长讲解拟实施探通的目的、操作方法、疗效和风险等,签署知情同意书。

(3)材料准备:治疗车 1 台,5ml 注射器 1 支,7 号注水式泪道探针 1 枚,5 号和 6 号泪道探针各 1 枚,生理盐水。

3. 麻醉方法　对婴幼儿实施鼻泪管探通术时,采用全身麻醉还是采用表面浸润麻醉＋束缚固定(图4-1-1)的方法,国外和

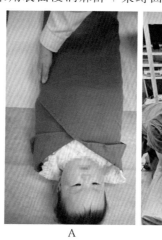 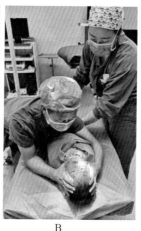

A　　　　　　　　　B

图 4-1-1　束缚固定

注:A. 用中单将小儿包裹,便于固定;B. 助手和护士固定头部和腿部

国内存在差异。由于 1 岁以内患儿接受全身麻醉的风险相对较高,且 1 岁以上患儿接受束缚固定时的反抗力量较大,因此建议:根据患儿的具体情况和家长的认知水平,充分沟通后选择安全的麻醉方式。如对先天性心脏病的患儿采用表面浸润麻醉+束缚固定的方法,有发生窒息的风险,要谨慎。需要进行鼻内镜下观察及操作的患儿,建议全身麻醉下进行。

4. 婴幼儿鼻泪管探通的过程 见图 4-1-2 至图 4-1-5。

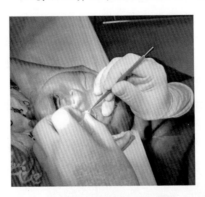

图 4-1-2 扩张泪点

注:术者坐在患儿头侧,左手翻开眼睑,右手持泪点扩张器扩张下泪点

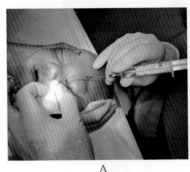

A

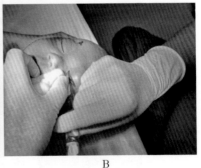

B

图 4-1-3 探针进入泪小管

注:A. 用 7 号注水探针垂直进入泪点 1mm;B. 再水平进入下泪小管,抵达泪囊,可触及泪囊旁骨壁

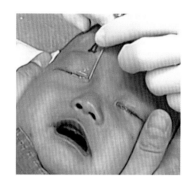

图 4-1-4　探针进入鼻泪管

注:将针头向上旋转 90°,垂直进入泪囊、鼻泪管,将 Hasner瓣刺破

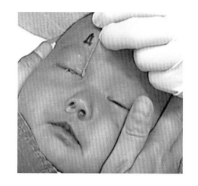

图 4-1-5　探通

注:探针有突破感后,注射生理盐水,患儿有吞咽动作或鼻孔溢出生理盐水

5. 术后处理　探通成功后,迅速将患儿抱起,轻拍后背,避免呛咳。术后给予抗生素眼液滴眼,每日 4 次,7 天后复查。

6. 注意事项

(1)观察患儿精神状态及是否发热,如出现持续发热或精神状态不佳,及时看儿科门诊。

(2)预防感冒。如果有感冒应予积极治疗。

(3)在采用束缚固定的方式实施鼻泪管探通时,一旦发现患儿面色发绀,应立即停止操作,确保医疗安全。

(4)观察溢泪及分泌物情况是否好转,术后 3 天内有溢泪或分泌物增多可能,继续按摩、点药后可逐渐好转。

(5)如果探通失败,需要休息观察,建议 1 个月后再次探通。有条件的医院,建议再次探通术前行 CT 泪道造影,了解失败的可能原因,如果为骨性鼻泪管阻塞,取消鼻泪管探通术。

(6)不建议反复多次的探通,探通 2 次仍失败的患儿,选择鼻泪管插管术。

（7）有条件的医院,建议最好在鼻内镜辅助下实施鼻泪管探通术。

二、鼻泪管插管术

1. 适应证　探通2次仍失败的先天性鼻泪管阻塞。

2. 术前评估和准备

（1）术前评估:全身麻醉术前评估。

（2）术前准备:全身麻醉术前准备。

（3）材料准备:在鼻泪管探通术材料的基础上,备硅胶插管。

3. 麻醉方法　建议采用全身麻醉。

4. 硅胶插管过程　见图4-1-6至图4-1-11。

5. 术后处理　①抗生素眼液滴眼7天;②建议术后3个月门诊取管,如有不适或肉芽组织形成,提前取管。

6. 注意事项　①注意内眦角的泪道插管,洗脸时毛巾小心擦拭,不要将插管带出来;②避免过度揉眼;③预防感冒。

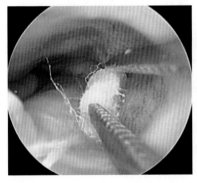

图 4-1-6　**鼻腔准备**

注:全身麻醉成功后,下鼻道填收敛棉片

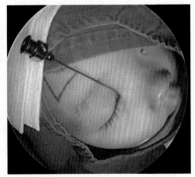

图 4-1-7　**探针进入鼻泪管**

注:按泪道探通步骤将7号泪道探针探入鼻泪管

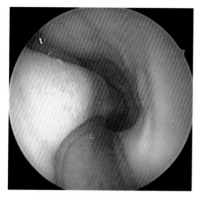

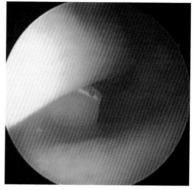

图 4-1-8　暴露下鼻道

注：部分病例伴有下鼻甲肥大，需要鼻内镜辅助下，用剥离子轻轻将下鼻甲向中线移位，暴露下鼻道空间

图 4-1-9　探通 Hasner 瓣

注：内镜直视下将鼻泪管末端 Hasner 瓣探通

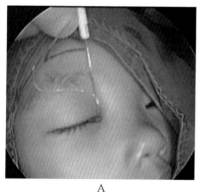

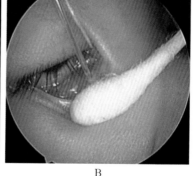

A

B

图 4-1-10　插入 RS 泪道引流管

注：A. 用 RS 泪道引流管自上泪小管探通、插入鼻泪管；B. 用 RS 管另一端自下泪小管探通、插入鼻泪管

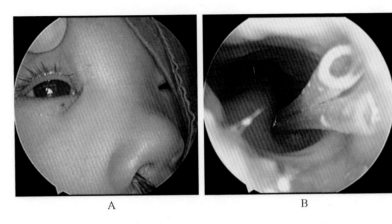

A B

图 4-1-11 RS 泪道引流管状态

注:分别抽出引流管探针,将引流管留在泪道里。A. 内眦角处置管位置合适,无脱出;B. RS 泪道引流管两末端留置于鼻腔

(张 将 郑 莎)

第二节 内镜泪囊鼻腔吻合术

一、术前评估

术前评估泪道阻塞位置、泪囊大小、眼部、鼻腔及全身等情况。术前泪道阻塞位置的评估,需要结合泪道冲洗和泪囊造影,对于不具备泪囊造影条件的、对泪道冲洗的结果把握不准或造影为阴性时,需要结合探针探查进行判断。有条件的医院,也可以结合泪道内镜检查。

(一)泪道冲洗

泪道冲洗是通过将无菌液体注入泪道系统,以此来判断泪道系统是否通畅的方法。一般用于泪道阻塞性疾病的诊断及阻塞位置的评估。

1. 操作方法

(1)患者取仰卧位,操作者位于患者头侧。

(2)结膜囊内滴入眼表麻醉滴眼液,如盐酸奥布卡因滴眼液、盐酸丙美卡因滴眼液等。

(3)冲洗右眼下泪点:操作者右手拿冲洗针头,左手将下眼睑内侧轻度外翻,冲洗针头垂直下泪点进针后将针头向鼻侧旋转90°,同时左手将下睑向颞侧拉直(将下泪小管水平部拉直);冲洗针头向鼻侧顺泪小管水平部缓慢前行后,将无菌液体注入泪道系统。

(4)冲洗左眼下泪点:操作者左手拿冲洗针头,右手将下眼睑内侧轻度外翻,冲洗针头垂直下泪点进针后将针头向鼻侧旋转90°,同时右手将下睑向颞侧拉直(将下泪小管水平部拉直);冲洗针头向鼻侧顺泪小管水平部缓慢前行后,将无菌液体注入泪道系统。

(5)上泪点冲洗方法同下泪点,但上泪小管走行较下泪小管短,冲洗针头前行时须谨慎小心,以免损伤泪道。冲洗前,如冲洗针头前行无阻力,可持续前行进入泪囊;如可触及骨壁(泪囊内侧骨壁),则可诊断正在冲洗的泪小管、泪总管无阻塞。

2. 结果分析　应根据泪总管的解剖分型(图 1-2-1)来分析,下面以 A 型为例分析。

(1)无阻塞:分别自上泪点和下泪点冲洗,均通畅。

(2)上泪小管或下泪小管阻塞:上冲或下冲,原路返流。

(3)泪总管阻塞:上冲下返＋泪囊造影阴性。

(4)鼻泪管阻塞:上冲下返＋泪囊造影阳性。

(5)慢性泪囊炎:上冲下返＋泪囊造影阳性＋返流液体伴有脓性或黏液性分泌物。

(二)影像学术前评估

1. 泪囊造影　常规放射学泪囊造影较为普及,CT 泪囊造影、

MRI 泪囊造影及数字减影泪囊造影也备受医生关注。有条件的医院可以选择 CT 泪囊造影(图 4-2-1),其优点:提示泪囊大小、泪囊与周围结构位置关系、阻塞位置高低、周围骨性解剖变异、排除周围组织病变(图 4-2-2)等。如发现泪道、鼻窦等位置可疑占位性病变,须行增强 MRI 检查(图 4-2-3)。泪囊的大小及位置对于手术方式的选择、手术细节的指导,以及手术成功率预测,具有重要意义。

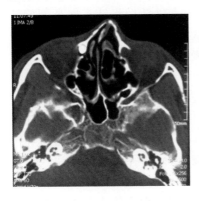

图 4-2-1　CT 泪囊造影

注:造影剂显示右眼泪囊位于中鼻道内;鼻中隔重度右偏

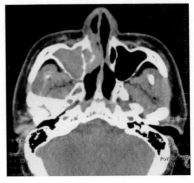

图 4-2-2　CT 平扫

注:右侧上颌窦及下鼻道占位,可见上颌窦及下鼻甲骨质破坏,活检提示"鳞状细胞癌"

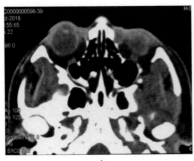

A

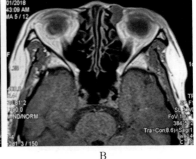

B

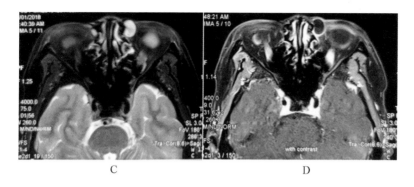

图 4-2-3　左眼泪囊黏液囊肿

注:A. CT泪囊造影未见造影剂进入泪囊,可见泪囊囊性占位;B. MRI T1WI 显示左眼泪囊中低信号影;C. MRI T2WI 压脂像显示左眼泪囊高信号影;D. MRI 增强影像见左眼泪囊壁强化明显,泪囊内未见强化

2. CT泪囊造影方法　可选用滴注法和冲洗法将造影剂引入泪道系统。前者需要负压吸引,容易假阴性;后者有人为压力参与,泪囊显影较生理状态大一些。建议采用冲洗法。

(1)滴注法:用手指挤压泪囊,将泪囊内泪液或者分泌物挤压排空后,将造影剂滴入结膜囊,每分钟滴 1～2 滴,共 5 分钟,然后立即行 CT 扫描。

(2)冲洗法:方法等同于泪道冲洗,将造影剂经泪点注入泪道系统 1～2ml,或者见造影剂自另一泪点返流溢出时停止注射,并尽快行 CT 扫描。

(三)综合评估

1. 询问病史　详细询问患者的病史,包括呼吸道感染、鼻窦炎、抗凝药物使用情况、月经史、外伤史、过敏史、泪道及鼻窦手术病史等。

2. 全身情况评估　评估患者高血压、糖尿病、心脏病等全身疾病病情。60 岁以上拟行全身麻醉手术的患者,不同医院的术前检查要求可能不一样,如有医院要求行肺功能检查等。

3. 鼻腔评估　术前使用鼻内镜详细检查鼻腔,结合 CT 泪囊造影综合评估患者鼻腔情况,重点评估以下指标:鼻中隔偏曲程度、钩突肥大反转与否、泪囊在鼻腔投影与前组筛窦关系、鼻丘气房气化程度、鼻窦息肉、鼻窦炎症位置及程度、鼻窦肿瘤等。

4. 眼部情况评估　排除引起流泪的其他眼部因素,如合并结膜松弛症、睑板腺功能障碍等。术前需要告知患者术后仍然有流泪可能,如仍有流泪再根据结膜松弛症、睑板腺功能障碍等病因治疗。如合并泪点外翻或眼睑外翻,则须行泪道手术联合泪点外翻或眼睑外翻矫正术,或者二期手术矫正。

二、内镜下泪囊鼻腔吻合术

内镜下泪囊鼻腔吻合术是借助鼻内镜经鼻腔进行鼻黏膜瓣制作、骨窗制作、泪囊瓣制作,以及进行鼻黏膜瓣与泪囊黏膜瓣对位吻合,以达到泪囊口与鼻腔之间永久性开放的手术过程。

(一)适应证

临床诊断为慢性泪囊炎患者,尤其适用于大泪囊患者。小泪囊、外伤性泪囊炎(泪囊未移位或轻度移位)、复发性泪囊炎、急性泪囊炎患者也可手术。

(二)术前准备

术前 7 天及术后 7 天内停用抗凝药物。术前 1 天应用盐酸赛洛唑啉喷鼻剂或盐酸羟甲唑啉喷鼻剂或呋麻滴鼻液等收缩鼻黏膜血管药物,每日 2 次;应用布地奈德或曲安奈德喷鼻剂等糖皮质激素类喷鼻剂喷鼻,每日 2 次。术前谈话签字,将患者病情、手术原理及术中特殊操作详细告知患者,减轻患者紧张情绪。术前清洁术侧鼻腔,剪鼻毛。术前 30 分钟,给予一代头孢类抗生素静脉滴注。

(三)手术步骤

1. 体位　病人取仰卧位,向脚部方向适度倾斜 20°～30°。手术可在全身麻醉或局部麻醉下进行。局部麻醉时进行筛前神经、滑车下神经及眶下神经阻滞麻醉,同时进行鼻黏膜表面麻醉。带线膨胀止血海绵填塞后鼻孔,防止渗血及其他液体流入咽部,同时可阻断术侧鼻腔呼吸气流,避免内镜起雾。

2. 鼻黏膜下浸润麻醉(图 4-2-4) 泪囊在鼻腔投影区位于上颌骨额突,近鼻丘处进行鼻黏膜下局部麻醉,注射局部麻醉药物0.5～1ml,形成鼻黏膜隆起。脑棉填塞压迫术区,进一步收缩鼻腔同时,促进黏膜下麻醉药物扩散提高麻醉效果,并促使鼻黏膜骨膜与骨壁分离,达到"水分离"效果。

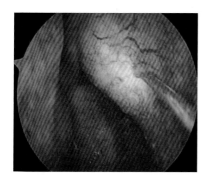

图 4-2-4 局部麻醉

注:近鼻丘处进行鼻黏膜下局部麻醉,局麻药物须注入上颌骨额突骨膜下,避免注入鼻黏膜层间

3. 制作鼻黏膜瓣(图 4-2-5) 采用锐性剥离子,在中鼻甲上方附着缘前上约 8mm 处向前下做弧形切口,深达骨膜下,切口向前下不超过下鼻甲附着处。鼻黏膜骨膜下钝性分离至泪颌骨缝(泪骨与上颌骨额突接合缝)。鼻黏膜上方及下方各自剪开,制作出后方带蒂鼻黏膜瓣,将鼻黏膜瓣向后方翻转入中鼻道,充分暴露上颌骨额突及泪颌骨缝。

4. 制作骨窗(图 4-2-6) 高速动力磨钻将上颌骨额突充分磨薄。用 Kerrison 咬骨钳在泪颌缝处插入,使得咬骨钳前刃位于泪囊与骨壁之间,咬除上颌骨额突。推荐用 120°刃宽 2mm 的 Kerrison 咬骨钳。制作出合适大小骨窗,骨窗大小以完整或者接近完整暴露泪囊内侧面为宜。根据泪囊暴露情况可适当去除部分泪骨,以达到充分暴露泪囊内侧面的目的。

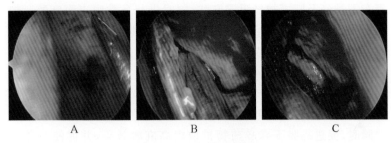

A   B   C

图 4-2-5　制作鼻黏膜瓣

注：A. 在中鼻甲上方附着缘前上约 8mm 处向前下做弧形切口；B. 鼻黏膜骨膜下钝性分离至泪颌骨缝；C. 鼻黏膜上方及下方各自剪开，制作出后方带蒂鼻黏膜瓣，将鼻黏膜瓣向后方翻转入中鼻道

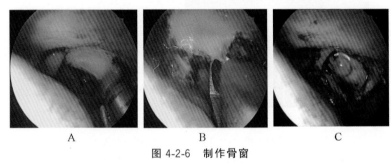

A   B   C

图 4-2-6　制作骨窗

注：A. 将上颌骨额突充分磨薄。B. 咬除上颌骨额突。C. 制作出合适大小骨窗

5. 制作泪囊黏膜瓣（图 4-2-7）　用 20G 巩膜穿刺刀沿着骨窗前缘弧形切开泪囊，形成一泪囊后方带蒂的泪囊黏膜瓣。将多余的鼻黏膜剪除，使得泪囊黏膜瓣与鼻黏膜瓣创面可无张力贴合式"吻合"。术中也可根据骨组织创面裸露情况，将多余的鼻黏膜修剪成"V"形、"U"形、游离鼻黏膜瓣等，覆盖在裸露骨质表面，尽可能减少骨质裸露面积，从而避免因术后裸露骨质表面肉芽瘢痕增生带来手术成功率的降低。

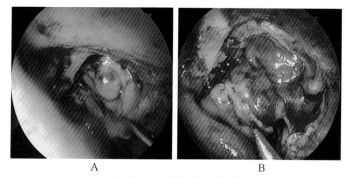

图 4-2-7　制作泪囊黏膜瓣

注：A. 沿着骨窗前缘弧形切开泪囊；B. 将多余的鼻黏膜剪除，使得泪囊黏膜后瓣与鼻黏膜瓣创面可无张力贴合式"吻合"

6. 黏膜瓣固定（图 4-2-8）　将 Merogel 生物胶剪裁成合适大小，分片铺设在泪囊鼻腔吻合口周围，生物胶表面浇地塞米松注射液。Merogel 生物胶除了可固定瓣膜避免其移动外，还兼具有止血、促进创面上皮化及抑制肉芽瘢痕增生等作用。除 Merogel 生物胶，也可采用吸纳棉、明胶海绵、膨胀止血海绵等其他材料进行填压或采用缝线法等。

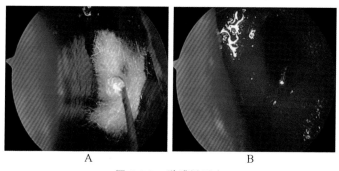

图 4-2-8　黏膜瓣固定

注：A. Merogel 生物胶剪裁成合适大小，分片铺设在泪囊鼻腔吻合口周围，生物胶表面浇地塞米松注射液；B. 泪囊吻合口周围铺好 Merogel 后状态

(四)术后处理

1. 术后用药　应用盐酸赛洛唑啉喷鼻剂或盐酸羟甲唑啉喷鼻剂或呋麻滴鼻液等收缩鼻黏膜血管药物,每日 2 次,持续 1 周。应用布地奈德或曲安奈德喷鼻剂等糖皮质激素类喷鼻剂喷鼻,每日 2 次,持续 2 个月。

2. 定期复查　术后 2 周进行鼻内镜下鼻腔清理。

(五)注意事项

1. 术前须仔细询问病史及泪道系统检查评估,避免误诊,尤其需要鉴别泪小管炎,以及鼻腔或泪道肿瘤导致的泪囊炎。考虑泪道肿瘤或鼻腔肿瘤患者须行 MRI 平扫＋增强检查。

2. 外伤性泪囊炎患者如果泪囊远离骨性泪囊窝,须选择外路或内外路结合的泪囊鼻腔吻合术。

3. A 型泪囊窝患者,术中以咬除上颌骨额突为主,根据情况去除部分泪骨,充分暴露泪囊。B 型泪囊窝患者,术中适量咬除少量上颌骨额突骨质,以去除泪骨为主,方可最大化暴露泪囊。

4. 泪囊投影完全在中鼻道的患者,可适当切除中鼻甲前端或充分收缩中鼻道黏膜后,将中鼻甲内移后进行手术;术中尽可能保护中鼻甲外侧黏膜免受损伤,以免术后中鼻甲与泪囊鼻腔吻合口粘连导致手术失败。

5. 如鼻中隔重度偏曲,影响手术操作或影响术后成功率的患者,可先行手术矫正鼻中隔偏曲,二期行鼻内镜下泪囊鼻腔吻合术,也可联合同期手术治疗。

6. 如合并前组筛窦严重鼻窦炎、合并术区周围鼻息肉等,须术中同期处理,避免鼻窦炎及鼻息肉影响手术成功率。

7. 术后感冒是降低手术成功率的原因之一,应叮嘱患者术后积极预防和治疗感冒。

(王耀华)

第三节　泪小管断裂吻合术

泪小管断裂是常见的眼外伤。常见病因包括拳击伤、锐器切割伤、摔伤、动物咬伤等。大多数为间接的撕裂伤。泪小管断裂的诊断较为简单,关键是吻合的技术。

一、泪小管断裂吻合中存在的问题与对策

(一)泪小管远侧断端的探查方法

泪小管断端的准确寻找是泪小管吻合术成功的关键之一。对泪小管断端准确、快速地寻找需要熟悉泪小管的解剖。

1. 泪小管应用解剖　成年人泪小管全长约 10mm。泪小管可分为垂直部和水平部两部分,垂直部长 1.5～2mm;水平部长约 8mm,起始的一段(4～5mm)位于结膜下,距睑缘 1～2mm。其后半段为水平走向,穿行于 Horner 肌及内眦韧带之后,向内沿睑缘直达内眦部,在相当于睑内眦韧带水平,上、下泪小管汇聚成泪总管或分别进入泪囊。由此可见,近下泪点 5mm 内的泪小管位置比较固定,通过观察近侧断端距离睑缘及结膜的距离可以定位远侧断端的位置(我们命名为解剖二维定位法),探查容易。而>5mm 的泪小管断端,因位置较深、结构复杂,常伴有内眦韧带的断裂、移位,探查困难。

2. 目前的探查方法

(1)直接法:由于泪小管断裂后远侧断端常向鼻侧收缩,在创面的凹陷处常可见典型的泪小管断端。但是有些创面(特别是撕脱伤病人)不整齐,凹陷的泪小管断端常被周围组织遮盖,探查困难。

(2)试探法:用镊子牵拉撕裂的眼睑创口,密切对合,将泪道探针从泪点进入(如探通术操作手法),有时可以直接进入内侧断端。如不成功,可将创口颞侧稍微牵开,在探针所指位置寻找,常可找到内侧断端。

（3）猪尾巴探针法：用猪尾巴探针，从另一泪点和泪小管进入。如下泪小管断裂，则探针从上泪点、泪小管入泪囊，试着将探针尖端经泪囊从下泪小管远侧断端穿出，以寻找远侧断端。但因易形成假道，临床应用较少。

（4）注液法：如下泪小管断裂，可以经上泪点注入生理盐水、有色液体、消毒牛奶、透明质酸钠、药膏等。特别适合近泪囊的泪小管断裂。由于患者一般鼻泪管通畅，不适合远侧断端较长的患者。也有人将该法改进，先在下鼻道进行填塞，人工形成鼻泪管阻塞，再行注液。

（5）经泪囊逆行法：切开泪囊前壁，探针从泪囊内经泪小管进入泪囊处穿出，找寻到断端，再置入支撑物，这是较确切的一种寻找断端的方法。但是因手术复杂，术后残留瘢痕等，一般很少采用。

（6）内眦韧带牵引法：泪小管后半段为水平走向，穿行于Horner肌及内眦韧带之后。牵引内眦韧带，可在其后方找到典型的断端。特别适合上、下泪小管同时断裂的患者。

（7）经上泪点的泪道探针定位法：将泪道探针类似泪道探通术经上泪点置入泪道，沿探针方向（或偏向颞侧 1～2mm）充分止血彻底分离至创面。一般于创缘下 2mm 可找到典型的泪小管断端。陈旧性创口则在该区域清理创缘表面肉芽或瘢痕组织，直至可见典型的泪小管断端（图 4-3-1）。

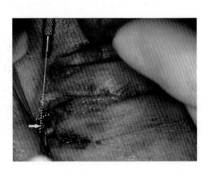

图 4-3-1　经上泪点的泪道探针定位

注：黄色虚线示泪道探针方向，白色虚线示泪阜部创缘，箭头是泪小管远侧断端

(二)眼睑裂伤缝合

眼睑裂伤缝合是泪小管断裂吻合术的难点之一。眼睑外翻是其常见的并发症,严重将影响泪液的引流。眼睑缝合成功的关键是需要了解眼睑的解剖及裂伤后眼睑结构的变化,并且逐层缝合眼睑组织(图 4-3-2)。

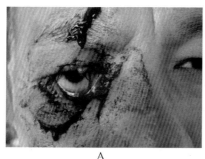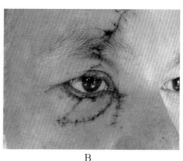

| A | B |

图 4-3-2 眼睑裂伤

注:A. 眼睑裂伤合并泪小管断裂;B. 术后 5 天图片,未见明显眼睑外翻

1. 眼睑应用解剖 眼轮匝肌分眶部和睑部 2 部分。前者较大,它的深部起于内侧眶缘,浅部起于内眦韧带。睑部较小,起于内眦韧带和泪嵴,绕睑裂呈 2 个半月形在眦部相对合。在内侧睑板全层裂伤中,一般只损伤睑部眼轮匝肌,并且颞侧断端的肌纤维会向外下方收缩。如果不缝合或创缘直接对位缝合,那么睑部眼轮匝肌处于类似松弛状态,眼轮匝肌瘢痕收缩后易出现下睑外翻。

因此,在肌肉层缝合时首先需要沿肌肉走行方向缝合,并且颞侧断端须向内上方提拉后再固定于鼻侧的内眦韧带上。

2. 内眦韧带应用解剖 内侧韧带分 3 支,即前支、后支、上支。前支向鼻侧走行终止于上颌骨额突,前支向鼻上分出一上支止于鼻额缝上、下骨膜;后支,纤维沿泪囊筋膜表面走行终止于泪骨的泪后嵴上；韧带后支的深面有一束肌纤维，即 Horner 肌，与韧带全程相伴。三支共同作用使内眦部下睑睑缘呈以泪点为顶点的楔形平台，前缘较后缘高。后支主要提供矢状面上的支撑，参与维持内眦角的深度，使睑缘贴于眼球。因此，在近泪囊的下泪小管断裂中，应注意内眦韧带后支的缝合，并且在缝合时眼睑前缘的位置稍偏上方，以代偿上支的功能（图 4-3-3）。

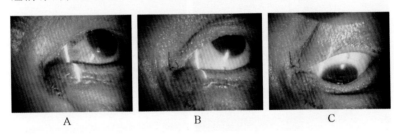

A   B   C

图 4-3-3　内眦韧带的处理

注：A. 内眦韧带后支未缝合患者出现眼睑与眼球壁不贴合；B 和 C. 该患者重新手术后可见下睑与眼球贴合明显改善

（三）泪道插管的选择

泪道插管有利于避免泪小管断端的塌陷、畸形愈合等，对泪小管断裂吻合的成功与否具有重要意义。理想的泪小管插管应当具有术后不影响患者的泪液引流、不影响患者外观、不需要拔管等特点。然而，目前尚无满足上述要求的材料。

1. 临床应用的材料

（1）硅胶插管：硅胶管质地柔软、生物相容性好，呈线状，植入后舒适度较高，不影响患者外观。但仍有泪小管豁裂、插管脱出（图 4-3-4）、损伤正常泪道等缺点。

（2）腰麻管：取材方便，价格便宜，但是腰麻管质地较硬，容易豁裂泪小管。植入后须在眼睑缝合固定，明显影响外观，并且影响患者的泪液引流。目前已经很少应用。

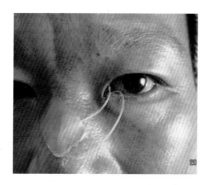

图 4-3-4　硅胶插管脱出

2. 预期的产品

(1)泪小管支架:中空,在泪点处可以固定,术后不影响外观和泪道引流等。

(2)泪小管吻合器:类似血管吻合器,可以永久植入泪道,不影响泪道引流,不影响外观,不需要拔管。国内有类似专利,未见市场化产品。

二、几种特殊的泪小管断裂

1. 上、下泪小管断裂　上下泪小管断裂的关键在于泪小管断端的寻找及内眦的缝合。上下泪小管断裂的断端探查需要综合多种方法。我们的经验是先找到上泪小管断端(近泪点可采用二维解剖定位法,近泪囊可采用内眦韧带牵拉法)后,采用泪道探针定位法探查下泪小管断端。

2. 婴幼儿泪小管断裂　泪小管断端探查同成年人,硅胶插管采用婴幼儿适用材料。

3. 伴眶壁骨折的泪小管断裂　泪小管断裂患者须注意排除眶壁骨折,可行眼眶 CT 排除。一般先处理泪小管断裂,必要时拔管后再行眶壁骨折手术。

4. 陈旧性下泪小管断裂 若新鲜的泪小管断裂没有及时修复或修复失败，泪小管阻塞，表现为术后泪溢，有时伴有内眦和泪点的畸形愈合。诊断此病并无困难，关键是如何治疗。寻找泪小管的断端是手术的难点。泪小管的远侧断端往往不易找到。按上述的经上泪点的泪道探针定位法，基本上均能找到下泪小管远侧断端（图 4-3-5）。

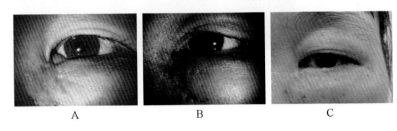

图 4-3-5 陈旧性下泪小管断裂

注：患者，女性，泪小管断裂伤后 46 天。A. 术前外观；B. 术后 2 天；C. 术后 3 个月

5. 陈旧性上、下泪小管断裂 陈旧性上、下泪小管断裂是由于缺乏上述的定位标志，手术难度明显增加。首先需要术者有足够的耐心与信心，同时须熟悉泪小管解剖。上、下泪小管穿过内眦韧带，在内眦韧带后方汇聚成泪总管进入泪囊。因此，探查时须首先找到内眦韧带断端，并在其上方找到上泪小管断端，然后通过探针定位法找到下泪小管断端。

（涂云海）

参 考 文 献

[1] 刘祖国，颜建华.眼科临床解剖学.济南：山东科学技术出版社，2009.

[2] 陶海，侯世科（译）.泪道手术图谱.北京：北京科学技术出版社，2015.

[3] 涂云海，吴文灿.上泪点泪道探针定位法在近泪囊下泪小管远侧断端

探查中应用. 中国实用眼科杂志,2010,28(11): 1265-1266.

[4]　徐文双,赵春双,彭丽. 泪小管断裂吻合手术的影响因素. 眼科学报, 2018,33(3): 164-168.

[5]　Wormald P J. Powered endonasal dacryocystorhinostomy. Laryngoscope,2002,112: 69-71.

[6]　Tsirbas A,Wormald P J. Mechanical endonasal dacryocystorhinostomy with mucosal flaps. Br J Ophthalmol,2003,87(1): 43-47.

[7]　Jung J H,Shin D H,Cho K S,Choi H Y. Nasolacrimal duct obstruction caused by oncocytic carcinoma. Korean J Ophthalmol,2013,27(2):126-129.

[8]　Czyz C N,Bacon T S,Stacey A W,Cahill E N,Costin B R,Karanfilov B I,Cahill K V. Nasolacrimal system aeration on computed tomographic imaging:sex and age variation. Ophthal Plast Reconstr Surg,2016,32(1): 11-16.

[9]　Tsirbas A,Davis G,Wormald P J. Mechanical endonasal dacryocystorhinostomy versus external dacryocystorhinostomy. Ophthal Plast Reconstr Surg,2004,20(1): 50-56.

[10]　Yazici B,Yazici Z. Final nasolacrimal ostium after external dacryocystorhinostomy. Arch Ophthalmol,2003,121(1): 76-80.

[11]　Orhan M,Govsa F,Saylam C. Anatomical details used in the surgical reconstruction of the lacrimal canaliculus: cadaveric study. Surg RadiolAnat,2009,31(10): 745-753.

[12]　Tucker N A,Tucker S M,Linberg J V. The anatomy of the common canaliculus. Arch Ophthalmol,1996,114(10): 1231-1234.

第5章

眼窝整形

第一节　结膜囊成形术

一、结膜囊狭窄基础

结膜囊狭窄指的是由各种原因所致的结膜囊收缩,无法装配义眼,往往伴有眼睑缺损、眼眶骨折、内外眦畸形、先天发育不良等其他异常,是眼科临床治疗中的一个难点。

(一)病因

多见于复合型眼外伤、严重的化学烧伤、热灼伤及爆炸伤,亦可见于眼部恶性肿瘤摘除眼球后放疗、义眼佩戴不当导致的结膜炎症反复,以及先天性小眼球或无眼球等。

(二)分类

结膜囊狭窄目前尚无统一分类,国内黄发明等将结膜囊狭窄分为四类:①结膜囊较正常侧缩小约 1/3,上、下穹变浅,上、下睑轻度塌陷,结膜囊腔仅能装入小号义眼为Ⅰ度;②结膜囊缩小约 1/2,上、下穹明显变浅,上、下睑明显塌陷,结膜囊腔无法装入小号义眼,须将义眼酌情修正方能装入为Ⅱ度;③结膜囊腔重度缩小,仅有正常大小的 1/3,上、下穹完全消失,结膜囊底部垂直径<10mm,下睑部分睑结膜外露,上、下睑塌陷更加明显为Ⅲ度;④结膜囊完全消失,上、下睑之间残存一浅沟状结膜组织或上、下睑缘

部完全粘连,眶内软组织萎缩,眼窝深陷为结膜囊闭锁。

(三)手术时机、方法选择

外伤病情或眼部炎症已经控制稳定 6 个月以上。若伴有眼睑缺损、松弛等眼睑畸形,应先行眼睑畸形矫正;若伴有眼眶区凹陷,宜先行义眼座植入。再次手术患者至少应在前次手术后 6 个月,且须结膜瘢痕基本软化后方可手术为原则。

Ⅰ度结膜囊狭窄患者可选择眼模扩张法,Ⅱ度、Ⅲ度结膜囊狭窄患者可选择唇黏膜移植结膜囊成形术。唇黏膜移植术失败患者、Ⅲ度结膜囊狭窄、结膜囊广泛瘢痕收缩畸形及结膜囊闭锁患者仅为改善外观佩戴义眼,可选择游离皮片移植结膜囊成形术。

二、结膜囊成形术

(一)眼模扩张法

1. 适应证　Ⅰ度结膜囊狭窄,上下穹存在,结膜无明显瘢痕患者(图 5-1-1,图 5-1-2 先天性小眼球,Ⅰ度结膜囊狭窄患者)。

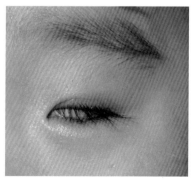

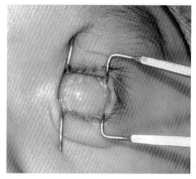

图 5-1-1　先天性小眼球外观

图 5-1-2　狭窄程度评估

注:评估结膜囊狭窄程度,睑裂大小,选择合适眼模或义眼

2．术前评估和准备

（1）根据患者情况选择全身麻醉或局部麻醉，并做相应的常规术前准备。

（2）术前3天术眼滴广谱抗生素滴眼液，每日4次。

（3）患眼检查：①结膜囊狭窄程度；②结膜瘢痕是否软化；③是否伴有眼睑畸形；④是否伴眼眶畸形。

（4）根据结膜囊狭窄程度选择相应规格的眼模或者义眼消毒后术中备用。

3．手术步骤

（1）麻醉：2％利多卡因及 0.75％布比卡因（1∶1混合含 1∶100 000 肾上腺素）结膜下及上、下睑皮下局部浸润麻醉。

（2）从小号眼模开始，将眼模置于结膜囊内（图 4-1-4，不同规格的眼模和义眼），5-0 丝线将上、下眼睑做临时间断缝合。亦可根据术中情况行内外眦开大成形术（图 5-1-3）。

（3）术后加压包扎。

4．术后处理　术后1周，术眼滴广谱抗生素滴眼液，每日4次。

5．注意事项

（1）一般每2周拆开睑裂缝线，更换较之前大一些的眼模，佩戴眼模期间持续加压包扎，3个月后多可放入小号义眼（图 5-1-4）。

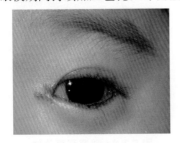

图 5-1-3　内外眦角开大成形

注：先天性小眼球常伴睑裂缩短，可同时行内外眦开大成形，并放入相应规格眼模或义眼

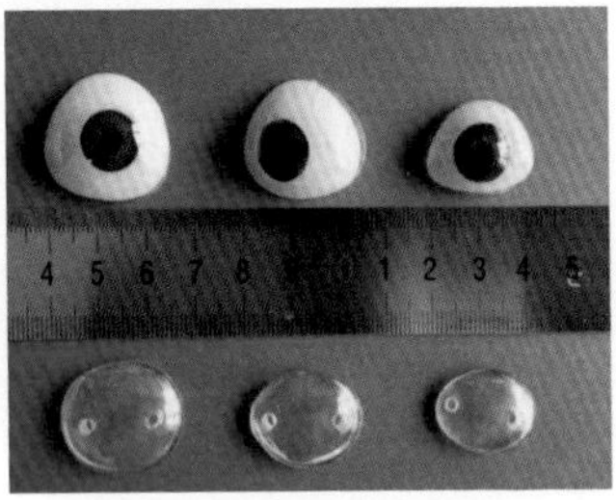

图 5-1-4　眼模及义眼

注：不同大小及形状的眼模和义眼，术前消毒待术中使用

（2）在患者可耐受的情况下，也可直接放入小号义眼，每 3～6 个月逐步更换义眼至正常或接近正常大小。同时为避免义眼刺激症状，可予以人工泪液减轻异物感。

（3）若行内眦开大成形，为避免局部瘢痕增生明显，可于拆线后 1 周后局部应用抗瘢痕增生药物或抗瘢痕综合治疗。

（二）唇黏膜移植结膜囊成形术

1. 适应证　Ⅱ度、Ⅲ度结膜囊狭窄，睑球粘连广泛，结膜囊严重变浅或下穹消失患者（图 5-1-5，视网膜母细胞瘤眼球摘除术后 21 年，Ⅲ度结膜囊狭窄患者）。

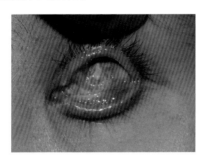

图 5-1-5　眼球摘除术后义眼台植入

注：视网膜母细胞瘤行眼球摘除术后 21 年，结膜囊狭窄明显，下睑外翻，先行义眼台植入矫正眼眶区凹陷

2. 术前评估和准备

（1）根据患者情况选择全身麻醉或局部麻醉，并做相应的常规术前准备。

（2）术前 3 天，术眼滴广谱抗生素滴眼液，每日 4 次；用口腔消毒液餐后漱口，每日 3 次。

（3）患眼检查：①结膜囊狭窄程度；②结膜瘢痕是否软化；③是否伴有眼睑畸形；④是否伴眼眶畸形。

（4）根据结膜囊狭窄程度选择相应规格的眼模消毒后术中备用。

3. 手术步骤

(1)麻醉:采用局部麻醉,2%利多卡因及0.75%布比卡因(1:1混合含1:1 000 000 肾上腺素)上、下睑皮下及结膜下局部浸润麻醉。患者若全身麻醉,宜行鼻腔插管方便口腔黏膜切取。

(2)分离、切除结膜增生瘢痕组织:在结膜囊正中做内、外眦水平方向切口,用剪刀由切口进入结膜下,向结膜囊狭窄方向分离,剪除结膜下瘢痕组织,分离至眶下缘(图5-1-6)。

(3)取口唇黏膜

①唇黏膜下局部浸润麻醉。

② 11 号尖刀片切取 0.5mm 厚度的唇黏膜(图5-1-7),用5-0丝线间断缝合唇黏膜切口。

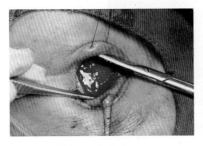

图 5-1-6　结膜囊分离

注:结膜正中行内、外眦水平切口,切除结膜瘢痕组织后向眶上、下缘分离,并测量所需黏膜大小

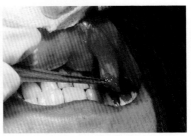

图 5-1-7　唇黏膜切取

注:唇黏膜肿胀麻醉,根据狭窄程度测量切取所需唇黏膜。切口宜距舌唇系带和红唇部分3mm以上

③修剪唇黏膜下组织,并将其置于生理盐水浸湿的纱布上备用,保持上皮面向上放置(图5-1-8)。

(4)结膜囊重建

①修剪唇黏膜至略超过结膜缺损区大小,将唇黏膜平铺放置于结膜囊中央切口缺损区,用6-0可吸收缝线间断缝合唇黏膜与上、下结膜切口。

②放入眼模,确保唇黏膜植片平整(图 5-1-9)。

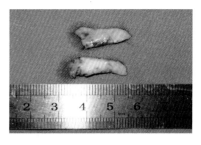

图 5-1-8　黏膜处理

注:修剪黏膜,保留约超缺损区 20%～30%大小,并去除黏膜下腺体等组织

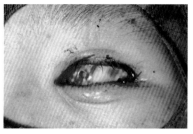

图 5-1-9　唇黏膜移植

注:唇黏膜移植于缺损中央区,分别与上、下穹结膜对位缝合,并放入适当大小眼模,睑缘粘连缝合

③上、下睑缘于灰线处切开,后唇以 6-0 可吸收缝线做 3～5 针褥式缝合,前唇皮肤以 5-0 丝线做间断缝合。

4. 术后处理

(1)眼部处理:术眼加压包扎 2 周,术后每天更换术眼敷料,碘伏清洁创口,抗生素眼膏涂抹于睑缘处,睑缘前唇缝线于术后 2 周拆除,术后 6～12 个月后视情况行睑缘粘连切开,放入相应规格义眼(图 5-1-10)。

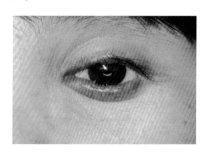

图 5-1-10　义眼佩戴

注:6 个月后行睑缘粘连切开,并放入定制或合适规格义眼佩戴

（2）口腔处理：术后给予患者流质或半流质饮食，口腔消毒液餐后漱口，每日3次。唇黏膜缝线于术后第7～10天拆除。

5. **注意事项**

（1）向结膜囊上穹分离瘢痕组织时避免过深，以免损伤上睑提肌，引起医源性上睑下垂。

（2）分离睑球粘连时，尽量保存正常的结膜组织，必须将结膜下瘢痕组织彻底去除，保持眼睑良好复位。

（3）唇黏膜瓣面积要比结膜缺损面积至少大20%～30%，移植唇黏膜前须去除黏膜下腺体组织。

（4）唇黏膜切取应避免唇系带和红唇部分的损伤，将造成相应口唇部分畸形。

（5）若狭窄明显，所需黏膜较多，宜舌系带两侧或上下对称切取，避免单侧黏膜缺失过多造成双侧口唇不对称。

（6）眼窝腔植床彻底止血，保持唇黏膜平铺，与植床紧密贴合。

（三）游离皮片移植结膜囊成形术

1. **适应证** Ⅲ度结膜囊狭窄、结膜广泛瘢痕收缩、上下穹消失患者及结膜囊闭锁患者、唇黏膜移植术后失败无眼球患者（图5-1-11，黄鼠狼咬伤后结膜囊消失）。

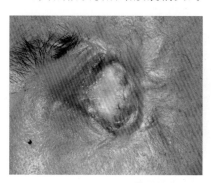

图 5-1-11　结膜囊消失

注：黄鼠狼咬伤后，上、下睑部分缺失，部分眉毛缺失，上、下穹部结膜基本消失，萎缩眼球表面结膜角化

2. 术前评估和准备

(1)根据患者情况选择全身麻醉或局部麻醉,并做相应的常规术前准备。

(2)术前 3 天术眼滴广谱抗生素滴眼液,每日 4 次。

(3)患眼检查:①结膜囊狭窄程度;②结膜瘢痕是否软化;③是否伴有眼睑畸形;④是否伴眼眶畸形。

(4)根据结膜囊狭窄程度选择相应规格的眼模消毒后术中备用。

3. 手术步骤

(1)麻醉:局部麻醉,2% 利多卡因及 0.75% 布比卡因(1:1混合含 1:1 000 000 肾上腺素)上、下睑皮下及结膜下局部浸润麻醉。

(2)分离切除结膜瘢痕组织:在睑裂中部残存结膜的中线从内眦到外眦水平切开,用剪刀由切口进入结膜下向结膜囊狭窄方向分离;清除结膜下瘢痕组织,向上分离至眶上缘,向下分离至眶下缘前骨膜;内侧分离至内眦韧带,外侧分离到眶外缘,分离至创面能松弛自然展开,测量结膜缺损面积。

(3)取游离皮瓣

①供皮区皮下局部浸润麻醉。

②11 号尖刀片视结膜缺损面积切取全厚皮片。

③供区切口周围皮肤松解后拉拢对位缝合。

(4)结膜囊重建

①将游离皮瓣修剪为结膜缺损区形状,用 6-0 可吸收缝线将皮瓣与残存结膜边缘及内外侧睑缘皮肤切口间断缝合。

②放入透明眼模,确保下方皮瓣植片平整。

③上、下睑缘于灰线处切开睑缘,后唇以 6-0 可吸收缝线做 3~5 针褥式缝合,前唇皮肤以 5-0 丝线做间断缝合(图 5-1-12)。

4. 术后处理　术眼加压包扎 2 周,术后每日更换术眼敷料,碘伏清洁创口,抗生素眼膏涂抹于睑缘处。睑缘前唇缝线于术后

2 周拆除,供区皮肤切口缝线于术后第 7～10 天拆除。术后第 6～12 个月视情况行睑缘粘连切开术(图 5-1-13),并放入相应大小的义眼(图 5-1-14)。

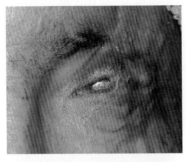

图 5-1-12　游离皮片移植后睑缘粘连

注:带蒂皮瓣矫正眼睑畸形后 6 个月,游离皮片移植于缺损中央区,分别与上、下穹结膜对位缝合,并放入适当大小眼模,睑缘粘连缝合

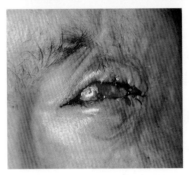

图 5-1-13　睑缘粘连切开

注:6 个月后行睑缘粘连切开,可见透明眼模

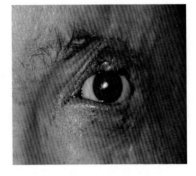

图 5-1-14　义眼佩戴

注:结膜囊内并放入定制或合适规格义眼佩戴

5. 注意事项

(1)向结膜囊上穹分离瘢痕组织时避免过深,以免损伤上睑提肌,引起医源性上睑下垂。

(2)术中取皮面积应至少大于结膜缺损面积 10%～20%。

(3)如患者合并眼窝凹陷,应先行义眼台植入,术后 6 个月再行游离皮片移植结膜囊成形术。

（4）若伴有眼睑畸形，宜先行眼睑畸形矫正。

（5）供皮区可选择耳后，锁骨上及上臂内侧皮肤。

（郭　波　张　颖）

第二节　义眼台植入术

一、义眼台植入的手术基础

正常眼眶的容积为 27.4～29.3ml，正常眼球容积为 6.5～7ml，眼眶与眼球的容积比约为 4.5:1。眼球摘除或眼内容物剜除术后，由于眶内容物的部分缺失，会形成眶区凹陷（图 5-2-1A），可通过义眼台植入术填充原眼球所占的空间，眼睑变得饱满（图 5-2-1B），待结膜切口愈合和组织消肿后，再佩戴义眼片，从而达到改善外观的效果。如不放置材料填充眼球缺失的体积，会出现无眼球眼眶综合征，包括眶区凹陷、上睑沟加深、假性上睑下垂、下睑松弛移位等。如不放置义眼台而仅安装义眼片，由于眶内容物减少、眶脂肪萎缩、上直肌退缩、重力，以及过大的义眼片压迫等原因，可导致上睑沟凹陷、下穹浅窄、义眼活动不良、假性上睑下垂、下睑外翻等畸形。儿童患者甚至会影响眼眶及同侧颜面部发育，引起双侧面部不对称。

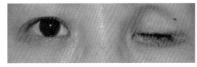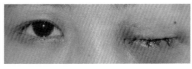

A　　　　　　　　　　　B

图 5-2-1　义眼台植入术前术后对比图

注：A. 左眼球摘除术后，上睑沟凹陷；B. 左眼二期义眼台植入术后，眶区饱满（睑缘缝合状态）

二、义眼台材料

1885 年 Mules 将中空玻璃球植入眼内容物剜除术后的巩膜腔内,随后 1887 年 Forst 在眼球摘除术后的患者眶内植入玻璃球。自此之后,医生和材料学家们一直在寻找各种材料的眶内植入物,主要包括生物材料和人工材料。自体髂骨、真皮脂肪瓣、筋膜等生物材料虽具有组织相容性好、无排异反应等优点,但由于造成自体组织的二次损伤,而且来源有限,亦有一定的可吸收性,影响术后效果,目前临床较少使用;人工材料如玻璃、硅质、塑料、贵金属等,虽然组织相容性好,无排异,但植入体内之后无法血管化,导致植入物移位、变形,甚至脱出。因此近年已不再选择自体骨、异体骨、单纯的硅质、塑质等材料作为眶内植入物。随之而产生的是利用组织工程学,引入与自体组织相容且内部可容许血管和结缔组织长入的孔状结构材料,建立起植入材料与周围机体组织之间的联系。

理想的眶内植入材料的特点:① 能矫正眼球丧失后的眶内容积缺失;②组织相容性好,不易排斥,无毒,无刺激性;③稳定性高,不易被吸收;④质量轻,对周围组织压迫小;⑤血管化速度快,不易出现感染、暴露和排斥;⑥活动度好,安装义眼后可达到最佳美容效果;⑦来源广泛,价格合理。商品化的材料有天然珊瑚羟基磷灰石、多孔聚乙烯、生物陶瓷、水凝胶、膨化硅胶等。

(一)天然珊瑚羟基磷灰石

1985 年 Perry 首先将天然珊瑚多孔羟基磷灰石(hydroxyapatite,HA)应用于义眼台的材料。羟基磷灰石由珊瑚转化而成,其主要成分是 $Ca_{10}(PO_4)_6(OH)_2$,是人体骨组织无机矿物质的成分,孔型结构,组织相容性好。

(二)多孔聚乙烯

多孔聚乙烯(medpor)义眼台是由线性高密度多孔聚乙烯合成,平均孔径为 $150\sim300\mu m$,具有开放和相互交通的特殊孔型结构,孔的容积占整个材料的 50%,质量轻,直径 22mm 的 Medpor 义眼台重量仅为 1.7g。有较好的组织相容性。

(三)生物陶瓷

由于对生态环境和深海资源的保护,近年来研制出了新型磷酸钙生物陶瓷,成为天然珊瑚羟基磷灰石的替代品。这种多孔陶瓷的生物相容性较好,材料容易获得。

(四)水凝胶

多孔水凝胶义眼台的孔隙率在 70% 以上,水凝胶材料表面光滑,具有可压缩性,临床效果有待于进一步观察。

三、植入时机

(一)儿童病人义眼台植入时机

眼球的存在和生长,对眼眶的发育至关重要。婴幼儿时期摘除眼球不仅会导致无眼球眼窝凹陷综合征,而且往往还会使眼眶及颌面部骨骼发育迟缓。研究表明,无论是儿童还是成年人,在摘除眼球之后都会发生眶容积缩小,时间越长,缩小程度越严重;在儿童期眼球摘除时间越早,眼眶发育畸形越明显。动物实验表明,在眼眶发育期内,眶内植入物植入时间越早,对眼眶刺激作用越大,有利于眼眶的发育。因此,很多医生主张在眼球摘除后尽早植入义眼台代替眼球刺激眼眶的发育,但报道的术后效果差别很大。

另外,也有研究发现,眶内压与眼眶发育有关,持续增加的眶内压可以刺激眼眶的生长。眼球摘除术后是否一期行义眼台植入术,对眼眶容积的影响有限,说明静态不变的义眼台不能持续促进眼眶的发育。在儿童时期眼球摘除术后早期植入义眼台,近期效果良好,但远期效果有待观察。

虽然静态的义眼台只能在一定程度上刺激眼眶的发育,但为了减少二期手术带来的创伤,仍应在眼球摘除术时尽量一期植入义眼台。对于不能一期植入义眼台的患儿,包括眼内肿瘤、先天性小眼球、眼球萎缩或其他原因失去眼球的患儿,都需要积极治疗,即使不能立即植入义眼台,也应当尽早佩戴义眼片,并且随患儿眼眶发育定期更换扩大,以辅助刺激眼眶发育。当单独义眼片佩戴不足以补充眼球缺如带来的眼眶内容的缺失、且明显影响患儿的外观时,可再行二期义眼台植入手术。

(二)一期植入

眼球摘除术或眼内容物剜除术的同时行义眼台眶内植入者,称为义眼台一期植入术。

1. **眼球摘除术的适应证**　①不明原因的眼球萎缩或青光眼,已无复明希望,眼球明显变小或角巩膜葡萄肿影响外观,或长期炎症刺激、青光眼等引起患者痛苦无法忍受者;②眼内恶性肿瘤,其他方法治疗无效,必须将肿瘤连同眼球一并摘除者;③不能排除眼内恶性肿瘤的可能性,为明确诊断,患者及家属要求摘除者。

如是由于眼内恶性肿瘤摘除眼球的患者,应经病理确认肿瘤局限在眼球内才可同时进行行义眼台的一期植入手术。

2. **眼内容物剜除术的适应证**　①由明确外伤引起的眼球萎缩或角巩膜葡萄肿,排除眼内肿瘤,已无复明可能并影响外观者;②明确的青光眼或长期炎症引起的疼痛无法忍受,排除眼内肿瘤,并已无复明可能者;③已无保留价值的新鲜眼球破裂伤;④化脓性眼球炎,视力无光感。

除化脓性眼内炎及新鲜眼球破裂伤外,凡符合做眼内容物剜除术条件,且患者要求行义眼台植入者均可行眼内容物剜除术＋义眼台一期植入。但是,化脓性眼内炎为感染伤口,新鲜眼球破裂伤为沾染伤口,均不应一期行义眼台植入术,以免造成义眼台暴露、感染。

(三)二期植入

已行眼球摘除或眼内容物剜除手术,手术当时未植入义眼台,而后期再行义眼台植入者,称为义眼台二期植入术。

眼球摘除或眼内容物剜除术后应尽早植入义眼台,如术后时间过长,可能产生眶内组织萎缩、瘢痕形成、眼外肌挛缩等,术中不易寻找眼外肌,从而影响手术效果。眼内恶性肿瘤的患者,若眼球摘除术后须行局部或全身化疗或放射治疗,最好在治疗结束后 6~12 个月观察肿瘤无复发,并且眼眶周围局部条件允许,可考虑行二期义眼台植入手术。化脓性眼内炎的患者,行眼内容物剜除术后,在炎症完全控制 3~6 个月后,可进行二期义眼台植入手术。

四、义眼台大小的选择

正常眼眶的容积为 27.4~29.3ml,正常眼球容积为 6.5~7ml,眼眶植入物(义眼台)的体积理论上应该等于被摘除的眼球体积减去义眼片的体积。目前义眼片的体积一般为 2.5ml 左右,而直径分别为 16mm、18mm、20mm、22mm 的医用义眼台,对应的体积分别为 2.1ml、3.1ml、4.3ml、5.7ml,联合义眼片的佩戴,可基本填补因眼球缺失引起的眼眶凹陷。采用眼内容物剜除术的患者,存留自体巩膜壳或采用异体巩膜包裹术者,选择植入义眼台的直径应减少 1~2mm。

通常正常成年患者较适宜植入直径 20~22mm 的义眼台。对于儿童患者,由于处在生长发育期,理论上应该尽可能放置较大的义眼台刺激眼眶和颌面部发育,但是过大的义眼台可因缝合时张力过大,导致结膜裂开、义眼台暴露等并发症。有学者认为,对于有巩膜壳包裹的义眼台植入,小于 4 个月的患儿应植入 16mm 的义眼台,4 个月至 4 岁应植入 18mm 义眼台,4 岁以上植入 20mm 义眼台。

另外,较为准确的方法是在术中用不同直径的钢球探测肌锥腔大小后,再确定须植入义眼台的大小。

五、植入方法

植入方法有:采用材料包裹的义眼台植入和不采用材料包裹的义眼台植入。材料包裹的包括自体巩膜、其他自体组织、生物材料、异体巩膜等。现介绍临床较为常用的两种方法:不采用材料包裹的义眼台植入和自体巩膜壳包裹的义眼台植入。

(一)不采用材料包裹的义眼台植入

1. 一期植入的手术步骤

(1)麻醉:小儿采用全身麻醉,成年人一般采用全身麻醉,也可局部麻醉加全身镇痛镇静。2%利多卡因和0.75%盐酸罗哌卡因注射液1:1混合,球后神经阻滞麻醉,加球周浸润麻醉和球结膜下浸润麻醉。

(2)开睑:常用开睑器,亦可用缝线牵引开睑。

(3)分离球结膜:沿角膜缘全周剪开球结膜后,用剪刀顺巩膜面向赤道部分离筋膜囊,并向后沿4条直肌之间分离(图5-2-2A)。

(4)剪断眼外肌:用斜视钩勾住直肌(图5-2-2B),并在直肌止端后3~5mm处,用4-0或5-0丝线做预置缝线,然后在缝线与肌止端之间分别剪断4条直肌(图5-2-2C)。除4条直肌之外,可在预制缝线后剪断上、下斜肌,也可不经预制缝线直接离断上、下斜肌。

(5)剪断视神经:用血管钳夹住内直肌和(或)外直肌残留肌腱,将视神经剪从鼻下方伸入眼球后方,并摆动视神经剪,其尖部可触及一条索状物,即为视神经。根据不同病因,决定所需剪断视神经的长度。剪断视神经后,取出眼球(图5-2-2D)。如果眼球过大难以取出,可行外眦切开术以扩大睑裂。

(6)止血:摘除眼球后,立即用温热生理盐水纱布塞进眼眶深部,压迫止血。如有需要,可更换热盐水纱布。必要时用双极电凝将眶内活动性出血点电凝止血。

（7）选择合适大小义眼台：将特制钢球（图 5-2-2E，直径分别为 16mm、18mm、20mm、22mm），根据临床经验、选择合适直径的钢球塞入肌锥内判断，进而选择植入与之大小相近的义眼台。

（8）义眼台植入：本文采用的 Medpor 义眼台，在义眼台上预置 2 条 5-0 丝线，随后用义眼座自带的塑料筒或塑料片，包裹义眼台，植入肌锥腔内，调整义眼台的方向，使义眼台上的 2 条预置缝线对应直肌的方向（图 5-2-2F），然后抽出塑料筒或塑料片。

（9）缝合：将义眼台的预置缝线分别与内外直肌缝合（图 5-2-2G、图 5-2-2H）；同样在义眼台表面用 5-0 丝线固定上、下直肌（图 5-2-2I）；然后用 6-0 可吸收缝线分层缝合筋膜及球结膜（图 5-2-2J）。

（10）结膜囊内置入透明眼模，支撑结膜囊，形成上、下穹，防止结膜囊收缩。

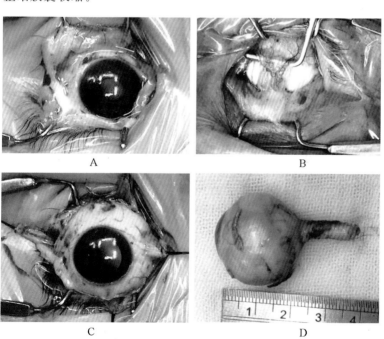

A

B

C

D

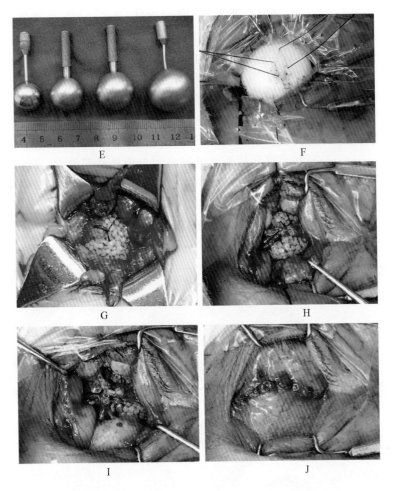

图 5-2-2　眼球摘除＋义眼台一期植入术的手术步骤

注：A. 沿角巩膜缘剪开并分离球结膜；B. 用斜视钩勾住直肌；C. 分别剪断
4 条直肌；D. 剪断视神经后取出眼球；E. 特制钢球，直径分别为 16mm、18mm、
20mm、22mm；F. 用塑料片包裹带预制缝线的义眼台，植入肌锥腔内；G. 将义
眼座的预置缝线与直肌缝合；H. 将义眼座的预置缝线与内、外直肌缝合完毕；
I. 内、外、上、下直肌覆盖义眼座表面；J. 分层缝合筋膜和球结膜

2. 二期植入的手术步骤

(1)麻醉和开睑同一期植入。

(2)沿原手术切口瘢痕处水平切开球结膜和浅层筋膜(图 5-2-3A),并尽量向深部和四周分离,至上、下、左、右眶缘。

(3)寻找 4 条直肌:用有齿镊分别牵拉 4 个方向的软组织并观察,可见 4 条直肌呈条索状,且牵拉有张力、有弹性(图 5-2-3B)。若难以判断,可用食指沿四周眶壁触摸,可触及条索状的直

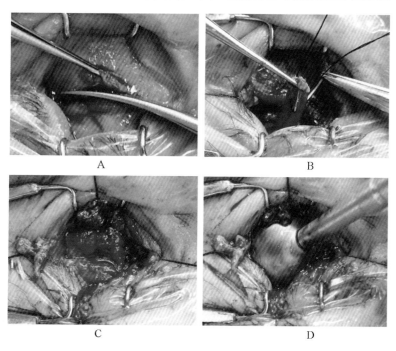

A

B

C

D

图 5-2-3　义眼台二期植入术的部分手术步骤(一期眼球摘除术后,无巩膜壳残留)

注:A. 沿原手术切口瘢痕处水平切开球结膜和浅层筋膜;B. 上直肌呈条索状,且牵拉有张力、有弹性,用 5-0 丝线缝合上直肌做牵引缝线;C. 分离 4 条直肌后分别用 5-0 丝线预置牵引缝线;D. 特制钢球放入肌锥内,作为选择义眼台大小的依据

肌。找到 4 条直肌后,并分别用 5-0 丝线预置牵引缝线(图 5-2-3B,图 5-2-3C)。分离肌锥腔,钢球压迫止血,并根据钢球大小选择合适大小的义眼台(图 5-2-3D)。

(4)义眼台的植入和之后的操作,同一期植入(图 5-2-2F 至图 5-2-2J)。

(二)采用自体巩膜壳包裹义眼台植入

眼内容物剜除术由于保留巩膜壳,手术对眼眶内软组织干扰较少,故术后眼眶内软组织的萎缩程度较轻。由于义眼台表面覆盖了自体巩膜,因此植入物暴露发生率较低,且以后佩戴义眼的外观及活动度较好。

1. 方法 1 的手术步骤

(1)麻醉和开睑同不采用材料包裹的义眼台植入。

(2)分离球结膜:沿角膜缘全周剪开球结膜后,用剪刀顺巩膜面向赤道部分离筋膜囊,并向后沿 4 条直肌之间分离。

(3)剪断视神经:视神经剪避开直肌,在 4 条直肌间的间隙伸入眼球后方,并摆动视神经剪,其尖部可触及一条索状物,即为视神经,剪断视神经。剪断视神经后立即用温热生理盐水纱布塞进眼眶深部,压迫止血。由于眼内容物剜除术一般都是在贴近眼球壁的位置剪断视神经,因此出血一般较少。

(4)剜除眼内容物:沿角巩膜缘切开角膜(图 5-2-4A),剪除角膜(图 5-2-4B),将刮匙伸入脉络膜上腔,将眼内容物完全挖出,尽可能彻底清除色素膜。无水乙醇烧灼巩膜内壁,妥布霉素生理盐水充分冲洗。可将巩膜劈分为两瓣或四瓣,自颞上至鼻下象限(或鼻上至颞下)斜形剪开全层巩膜,使之劈开两瓣或四瓣并展平,以利于下一步义眼台的覆盖(图 5-2-4C)。

(5)植入义眼台:按之前的方法,用钢球测试并选择合适大小的义眼台(先预置两条 5-0 丝线),植入巩膜后的肌锥内(图 5-2-2F)。

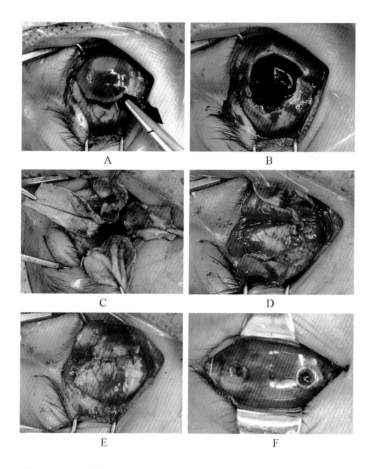

图 5-2-4　眼内容物剜除＋义眼台一期植入术的手术步骤（方法 1）

注：A. 沿角膜缘全周剪开球结膜，沿角巩膜缘切开角膜；B. 去除角膜；C. 剪断视神经后，将巩膜劈分为四瓣，彻底清除色素膜；D. 用 5-0 丝线将义眼台的 2 条预置缝线和左右两瓣巩膜分别缝合，将义眼台与巩膜壳固定在一起，并对合缝合左右两瓣巩膜；E. 用 5-0 丝线将上下两瓣巩膜对合缝合，使义眼座表面由巩膜覆盖；F. 分层缝合筋膜和结膜后，结膜囊内置入透明眼模

(6)将预置缝线和左右两瓣巩膜分别缝合,使义眼台与巩膜壳固定在一起,内外直肌保持原位水平(图 5-2-4D);接着用 5-0 丝线将左右两瓣、上下两瓣巩膜分别对合缝合,使义眼座表面由巩膜覆盖(图 5-2-4E)。

(7)6-0 可吸收线分层缝合筋膜和球结膜。结膜囊内置入透明眼模(图 5-2-4F)。

2. 方法 2 的手术步骤

(1)眼球摘除之前的方法见图 5-2-2A -图 5-2-2D。

(2)义眼台不做预置缝线,植入肌锥内(图 5-2-2F)。

(3)自去除的眼球上,做 1cm 大小板层巩膜瓣,放置于义眼台前表面,分别将 4 条直肌预置缝线的其中 1 根线缝合于巩膜瓣的对应位置(图 5-2-5A)。

(4)分别将 4 条直肌的预置缝线打结,直肌固定于巩膜瓣的 4 个方位(图 5-2-5B)。

(5)在内上、外上、内下、外下 4 个方位做滕氏囊瓣,外上、内下方位的滕氏囊瓣对应缝合(图 5-2-5C);然后,内上和外下方位的滕氏囊瓣对应缝合(图 5-2-5D)。

(6)在水平方位,内上和内下、外上和外下方位的滕氏囊瓣对应缝合。最后对位、间断缝合结膜。

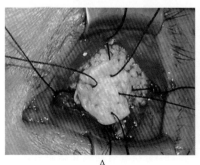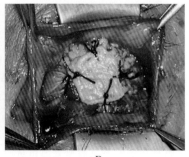

A   B

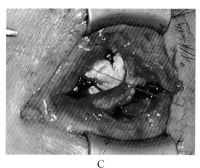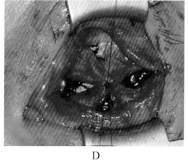

C　　　　　　　　　　　　　　D

图 5-2-5　眼内容物剜除＋义眼台一期植入术的手术步骤(方法 2)

注:A. 板层巩膜瓣放置于义眼台前表面,分别将 4 条直肌预置缝线的其中 1 根线缝合于巩膜瓣的对应位置;B.4 条直肌的预置缝线打结;C. 外上、内下方位的滕氏囊瓣对应缝合;D. 内上和外下方位的滕氏囊瓣对应缝合

六、术后处理和注意事项

1. 术后处理

(1)眼部处理:结膜囊涂妥布霉素地塞米松眼膏,纱布包盖,绷带加压包扎术眼,加压包扎 72 小时。视结膜水肿消退情况及伤口愈合情况,一般于术后 4 周后定制义眼。

(2)全身处理:术后全身预防性应用抗生素一次,视情况决定是否使用止血药和糖皮质激素。对于手术后全身及局部反应较重的患者,排除糖皮质激素的应用禁忌证后,可以全身用激素 3～5 天。

2. 注意事项　手术要保证义眼座表面被眼眶组织充分覆盖,且无张力。筋膜层和结膜分层缝合,筋膜层的缝合应足够深且密闭。

七、并发症及处理

义眼台植入术的并发症主要包括义眼台暴露、结膜囊狭窄、上睑下垂、出血、感染、眼睑凹陷、植入囊肿、义眼台偏位等，其中术后义眼台暴露最为常见，处理也较为棘手。

(一)义眼台暴露

1. 原因　术后早期义眼台暴露，是指发生于术后 2 个月内的伤口裂开，造成义眼台暴露。多与手术操作不当相关，包括：义眼台植入不够深，直肌缝合固定义眼台的位置偏后，使整个义眼台浮于筋膜囊浅表处，结膜伤口张力过大；筋膜层缝合不够紧密；术后结膜下血肿，局部血供差，结膜坏死、裂开；结膜下组织瘢痕较多或结膜下组织过于薄弱，如多次玻璃体切除术后或老年人。

术后 3 个月之后发生的义眼台暴露(图 5-2-6)，可能的原因如下：①义眼台前软组织菲薄，义眼台表面粗糙，加之义眼佩戴不良，摩擦造成义眼台前软组织糜烂、裂开而导致义眼台暴露；②义眼台质量欠佳、血管化慢；③术中植入的义眼台过大，造成表面软

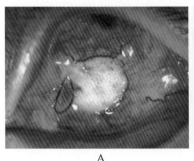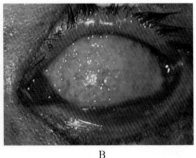

A　　　　　　　　　　　　　B

图 5-2-6　义眼台暴露

注：A. 结膜囊中央区大范围义眼台暴露，部分缝线暴露；B. 义眼台大范围暴露，表面污秽、变色

组织张力过大;④义眼台栓钉植入造成摩擦;⑤包裹义眼台的同种异体巩膜产生排斥和溶解;⑥缝合义眼座的缝线慢性排异反应或摩擦;⑦术后眼眶进行放射治疗,放射剂量在 30Gy 以上会抑制义眼台的纤维血管化及造成结膜和筋膜的放射损伤;⑧亦有研究认为患者的年龄、全身病史(糖尿病等),以及与外伤间隔时间等因素皆有可能与义眼台暴露有关。

2. 处理　为了尽可能避免义眼台暴露,手术中应注意:①在眼球摘除后,应将义眼台植入足够深的位置,并将周围软组织向前牵拉,可以防止眶内软组织后退,使义眼台表面尽量覆盖更多软组织,并减小缝合时的张力;②同时将眼外肌固定在义眼台表面靠前段中心的位置;③术中使用钢球测量决定植入义眼台的大小,避免植入过大的义眼台;④筋膜和结膜分层、无张力、严密缝合;⑤眼内容物剜除术者保留自体巩膜壳并用自体巩膜壳覆盖义眼台,眼球摘除者亦可考虑异体巩膜包裹或自体阔筋膜包裹义眼台,使义眼台暴露机会减少。

如果一旦出现义眼台暴露,处理如下:

(1)对于暴露直径<5mm 的轻度暴露者,如果无并发感染,同时义眼台已充分血管化,可采用保守治疗,刮除结膜缺损处边缘,局部使用抗生素和促进伤口愈合的药物,密切随访观察,有自行愈合的可能。若不能自行愈合,甚至暴露范围继续扩大,则须采用手术治疗。

(2)对于暴露直径 5～10mm 的中度暴露者,可采用直接缝合法进行修补。术中将暴露区域周围的筋膜与义眼台充分分离,再分层、无张力地紧密缝合筋膜和结膜。

(3)对于暴露范围>10mm 的重度暴露,直接缝合法若不能充分修复,则须采用其他组织或材料来进行修补。可采用脱细胞真皮、脑膜腱等生成物材料修补,亦可用自体硬腭黏膜、薄的真皮脂肪片、自体阔筋膜或从下睑转移带蒂结膜瓣覆盖于义眼台暴露区。也有报道采用颞肌筋膜作为游离植片修复、采用 Müller 肌肌瓣修补等方法。需要注意的是,在义眼台血管化之前不可用游离组织移植来修补义眼台暴露的区域,由于血供不良,往往最终会导致手术失败。

(二)结膜囊狭窄

1. 原因 ①长期佩戴过大、过重或边缘不光滑的义眼片,可损伤结膜囊或导致慢性炎症,肉芽组织增生或产生瘢痕,最终导致结膜囊狭窄;②长期义眼台暴露,摩擦致结膜炎症坏死以致缺损;③各种化学伤、热烧伤、爆炸伤等导致结膜受到广泛损伤而挛缩(图5-2-7);④眼球摘除术后长期不佩戴义眼片导致结膜收缩;⑤眼肿瘤行眼球摘除术后进行放射治疗,可导致眼眶组织挛缩及结膜囊狭窄;⑥先天性小眼球、无眼球合并的结膜囊狭窄。

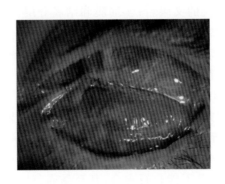

图 5-2-7 结膜囊狭窄

注:结膜瘢痕和增生引起的结膜囊狭窄

2. 处理 结膜囊狭窄合并眶区凹陷时,应先矫正眶区凹陷,如先行义眼台植入术,3个月至半年后,义眼台充分血管化后再行结膜囊成形术。对于义眼台植入术后的结膜囊狭窄,可采用以下方法进行治疗。

(1)由于义眼片佩戴不当或未及时佩戴义眼片的结膜囊轻度狭窄患者,结膜瘢痕不明显,可从小号眼模开始,逐渐加大眼模的尺寸,再加压包扎,逐渐扩张结膜囊。

(2)由于结膜囊有瘢痕导致的结膜囊狭窄,可先行瘢痕切除术及"Z"成形术等方法松解瘢痕,再用眼模扩大结膜囊。

(3)对于眼球摘除术后,结膜无明显缺损的下穹浅窄者,多由于长期佩戴过大、过重义眼,造成下睑松弛引起。此类结膜囊狭窄可用 1 号丝线在下穹结膜囊处做 2～3 对褥式缝合,缝线经过下眶缘骨膜,从下睑皮肤面穿出,在皮肤面缝线下垫硅胶带后打结,从而加深下穹。

(4)如合并下睑松弛者,可同时行下睑松弛矫正。

(5)对于重度结膜囊狭窄者,应在待义眼台血管化之后,再行结膜囊成形术。可采用脱细胞真皮修补,也可采用黏膜游离移植、中厚皮瓣游离移植术,亦可用带颞浅动脉的颞肌筋膜瓣或皮瓣行眶内转位术,行结膜囊成形术。

(三)上睑下垂

1. 原因　①义眼台植入术后出现的上睑下垂,可能在义眼台植入术前即存在,常因外伤或手术损伤上睑提肌,但由于术前存在眶区凹陷而未能发现;②也可能由于在术中分离上直肌时不慎损伤上睑提肌腱膜,尤其在二期义眼台植入术时,由于眼外肌肌肉萎缩,在分离和固定缝合上直肌时,过度牵拉造成上睑提肌的损伤。

2. 处理　手术或者外伤引起的上睑提肌麻痹或损伤,在受伤后或手术后半年内可能部分或全部恢复功能。如果在义眼台植入术后半年仍未恢复,可考虑行上睑下垂矫正术。根据上睑提肌肌力,可行上睑提肌折叠或缩短术或额肌瓣悬吊术。

(四)义眼台感染

1. 原因　①多见于长期暴露,并且血管化欠佳的义眼台,多表现为脓性分泌物增多伴出血、疼痛;②严重感染、严重的眼球破裂伤,未进行有效的抗感染治疗,在眼球摘除或眼内容物剜除术后一期即植入义眼台;③在义眼台植入术的同时进行可能感染的手术,如口唇黏膜移植结膜囊成形术;④病人患有糖尿病等全身疾病。

2. 处理　对于义眼台感染的病例,应进行影像学检查,明确诊断、积极治疗。首先取结膜囊分泌物进行细菌、真菌培养和药敏试验,然后全身和局部应用广谱足量抗生素,之后根据药敏结果调整抗生素。如果感染不能控制,只能尽快行义眼台取出术,并在术中用大量抗生素溶液冲洗创面,放置引流条,感染控制6个月之后可更换新的义眼台。如不取出,勉强修补很有可能会造成义眼座的再次暴露。为了防止这种结局,应严格控制一期义眼座植入的指征,并应在义眼座暴露的早期就开始积极处理,避免出现严重感染。

(五)残留上眶区凹陷

1. 原因　①选择植入的义眼台过小,导致义眼台不能弥补眶内容的缺失量(图 5-2-8);②存在眼眶骨折导致的眶容积增加者,在行义眼台植入术前未修复眼眶骨折;③义眼台位置异常多是由于术中损伤过多的筋膜组织,重力作用导致义眼座向下方移位;

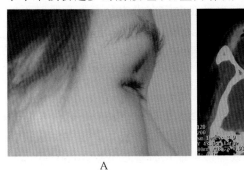
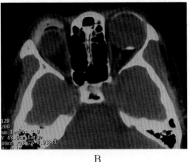

A　　　　　　　B

图 5-2-8　残留上眶区凹陷

注:A. 患者侧面照,可见右眼上眶区凹陷;B. 患者眼眶 CT 平扫,可见右眼义眼台偏小

④外伤或手术等原因造成眼眶内脂肪或其他组织萎缩,如术前长期巨大眼球葡萄肿压迫。

2. 处理　轻度上眶区凹陷者,可尝试佩戴较厚的义眼片矫正;明显凹陷者,可采用眶内植入物再次植入,填充眶内容的缺失,改善上眶区凹陷。对于合并眼眶骨折者,一般应在义眼台植入术前或同时进行眼眶骨折整复术;若已行义眼台植入术,则可在术后3~6个月行眶骨折整复术。

(六)义眼台偏位

1. 原因　义眼台偏位(图 5-2-9)多见于二期义眼台植入术或合并眼眶骨折的患者,多为向下或向前移位。主要原因为:①术中对眼眶结构损伤,尤其是筋膜等软组织的损伤,造成义眼台不能保持张力的稳定,由于重力作用向下移位;②由于眶内瘢痕等原因,术中寻找眼外肌不确切,造成义眼台不能完全植入肌锥内,而位置偏移(多偏前),并且容易发生义眼座暴露;③由于担心损伤上睑提肌,造成分离上直肌不确切,义眼座未能与上直肌固定,从而向下移位;④眼眶骨折患者未修复骨折或眼眶骨折造成眶内组织嵌顿、移位,使眶内软组织薄弱,承托力减弱,从而造成义眼台移位。

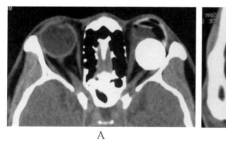 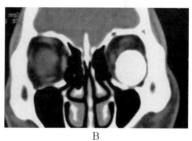

A　　　　　　　　　　　　B

图 5-2-9　义眼台偏位

注:义眼台向外下方偏位。A. 水平位 CT;B. 冠状位 CT

2. 处理　如义眼台偏位较轻，不影响佩戴义眼，不严重影响外观，未造成义眼台暴露，可不处理。

如果严重偏位，可在分析原因之后采用如下处理：①眼眶骨折未修复或眶内软组织破坏过多者，可通过眶内植入补片，填充于义眼台下方，抬高义眼台的位置；②术中眼外肌分离不确切者，可重新分离肌锥腔。如义眼台偏离中央，则可在偏位的对侧重新分离眼外肌，直至义眼台居于中央为止，保证义眼台位于肌锥内的正确位置，然后再重新缝合肌肉、筋膜和结膜。

（七）植入性囊肿

1. 原因　植入性囊肿（图 5-2-10A）多由于手术植入义眼台或缝合筋膜、结膜时，不慎将结膜上皮细胞植入眶内因或外伤将结膜细胞带入眼眶内而未清除干净。

2. 处理　发现植入性囊肿应行手术切除，在显微镜下将囊肿完整摘除（图 5-2-10B）。

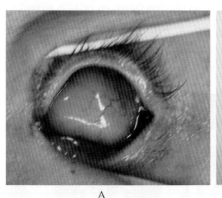
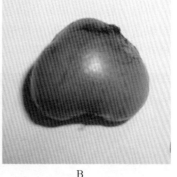

A   B

图 5-2-10　植入性囊肿

注：义眼台植入术后植入性囊肿。A. 义眼台前方囊性隆起；B. 完整摘除的囊肿

(八)肉芽组织增生

1. 原因　可见于义眼台植入术后,结膜表面肉芽组织增生,可 1 个或多个(图 5-2-11),也有长入深部组织甚至深入至义眼台者。可能与患者的特异性体质、义眼台质量、缝线摩擦,以及慢性感染等有关。

2. 处理　应手术切除肉芽组织,辅以局部使用类固醇眼药水。如果反复出现肉芽组织增生,难以根除者,甚至须取出义眼台。

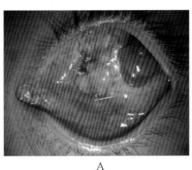 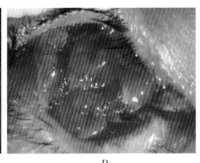

A　　　　　　　　　　　　　B

图 5-2-11　肉芽组织增生

注:义眼台植入术后肉芽组织增生。A. 少量增生;B. 大量增生

(卢　蓉　高　阳　秦　伟)

参 考 文 献

[1] 李冬梅.眼部整形美容手术图谱.北京:人民卫生出版社,2008:484-493.

[2] 葛坚,刘奕志.眼科手术学.北京:人民卫生出版社,2015:131-137.

[3] 林明,李瑾,范先群.204 例结膜囊狭窄的治疗分析.临床眼科杂志,2003,11(2):151-153.

[4] 黄发明,陈钧,汤明芳.无眼球性结膜囊畸形和缩窄的分类与手术矫正

的临床研究. 中国实用眼科杂志,1996,14(2): 104-106.

[5] Bengi,Kurtul,Ugur,et al. Clinical and impression cytology findings of amniotic membrane and oral mucosal membrane transplantation for the management of socket contracture. International J Ophthalmol,2014,7 (2):340.

[6] Jones E J B,Nunes E. The outcome of oral mucosal grafts to the orbit: a three-and-a-half-year study. Br J Plastic Surg,2002,55(2):100-104.

[7] Poonyathalang A,Preechawat P,Pomsathit J,et al. Reconstruction of contracted eye socket with amniotic membrane graft. OPRS,2005: 21 (5):359-362.

[8] Karesh J W, Dresner S C. High-density porous polyethylene(Medpor) as a successful anophthalmic socket implant. Ophthalmology, 1994, 101(10):1688-1695.

[9] Mourits D L,Moll A C,Bosscha M I,et al. Orbital implants in retinoblastoma patients: 23 years of experience and a review of the literature. Acta Ophthalmol,2016, 94(2):165-174.

[10] Lin C W, Liao S L. Long-term complications of different porous orbital implants: a 21-year review. Br J Ophthalmol,2017,101(5):681-685.

[11] Catalu C T,Istrate S L,Voinea L M,et al. Ocular implants-methods of ocular reconstruction following radical surgical interventions. Rom J Ophthalmol,2018,62(1):15-23.

[12] Choi Y J,Park C,Jin H C,et al. Outcome of smooth surface tunnel porous polyethylene orbital implants(Medpor SST)in children with retinoblastoma. Br J Ophthalmol,2013, 97(12): 1530-1533.

[13] Ho V W M,Hussain R N,Czanner G,et al. Porous Versus Nonporous Orbital Implants After Enucleation for Uveal Melanoma: A Randomized Study. Ophthalmic Plastic and Reconstructive Surgery,2017, 33 (6):452-458.

[14] Shah S U,Shields C L,Lally S E,et al. Hydroxyapatite orbital implant in children following enucleation: analysis of 531 sockets. Ophthalmic PlastReconstr Surg,2015, 31(2):108-114.

第6章

眼眶外科

第一节 眼眶骨折

一、眼眶骨折手术的基础

(一)分类

眼眶骨折可根据受累部位分为单纯眶壁骨折和复合性骨折。单纯眶壁骨折主要指眼眶下壁或内壁骨折。外壁和上壁骨质坚硬,一般不单独发生骨折,常是复合性骨折的一部分。复合性骨折又根据受累部位分为额眶骨折、眶颧颌骨折、鼻眶筛骨折及多发骨折等,受伤原因常为车祸或坠落伤。额眶骨折因涉及颅骨外伤畸形的整复,建议与脑外科联合手术。眶颧颌骨折可累及上颌骨、颧骨及颞骨,病情严重者尤其是伴随张口受限时,须与颌面外科联合治疗。鼻眶筛骨折必要时须联合修复泪道系统和鼻畸形。

(二)术前检查

1. 复合性骨折应首先评估神志及全身情况,如合并颅脑损伤或肢体、躯干、重要脏器的损伤,应优先救治。

2. 外伤后须详细检查眼前、后节,排除合并眼球损伤的可能。超声和CT有助于了解是否合并眼球壁的破裂伤。

3. 薄层骨窗CT观察是否合并视神经管骨折。但视神经挫伤不一定合并视神经管骨折的发生。

4. 复合性眼眶骨折术前须排除脑脊液鼻漏和(或)耳漏、面神经损伤、咬合关系错乱或张口受限等合并损伤,制订多学科联合治疗方案。

5. 眼眶 CT 是诊断眼眶骨折、制订手术方案的必须检查。水平位主要观察眼眶内、外壁骨折,冠状位可同时观察眼眶 4 个壁的骨折,平行于视神经的矢状位可观察眶顶和下壁骨折。骨窗三维重建 CT 是复合性骨折的必须检查,能够更好地显示骨折块的位置和移位情况。

6. 眼球突出度测量评估眼球内陷的程度。

7. 眼球运动度检查、复视像检查及 Hess 屏检查是了解眼球运动受限及双眼视觉融合功能的客观依据。

8. 眶下壁骨折术前须记录是否存在眶下神经支配区感觉减退。

9. 冲洗泪道,排除外伤性泪囊炎。

(三)手术时机

1. 单纯眶壁骨折宜在外伤后 3～4 周手术,此时眼部水肿和出血已逐渐缓解,而软组织与骨折碎片的粘连并不很严重。

2. Trapdoor 骨折,又称活瓣骨折,常发生在儿童时期,以骨折裂隙夹持眼外肌,导致严重的眼球运动受限为特征。须在外伤后尽快手术,以避免眼外肌的坏死和瘢痕化。

3. 复合性眼眶骨折宜在外伤后 1～2 周手术,因为骨折块巨大,手术越晚错位愈合的骨痂越难以松解。

4. 合并有眼球破裂伤的眶壁骨折修复宜推迟至外伤后 3 个月,过早手术有加重眼球再破裂的风险。

二、单纯性眼眶骨折整复术

(一)适应证

1. Trapdoor 骨折,最常见于眶下壁,也可见于眶内壁。

2. 视觉障碍性复视持续存在,无明显改善。

3. 被动牵拉试验阳性,CT 扫描显示眼外肌嵌顿于骨折处,或眼外肌与周围脂肪向骨折区疝出明显或眼外肌走行扭曲,形态异常。

4. 超过 2 mm 的眼球内陷。

5. 即使尚未发生明显的眼球内陷,但 CT 显示眶壁骨折范围较大,超过眶壁面积的 50% 或骨折面积 > 2 cm^2,或骨壁移位超过 3mm,均提示将发生晚期眼球内陷。

6. 外伤后不可缓解的眶下神经支配区麻木或感觉异常,且 CT 显示下壁骨折累及眶下神经沟。

7. 眼球下移位明显,影响外观,甚至下睑遮挡瞳孔区,产生下方视野缺损。

(二)术前准备

1. 全身麻醉术前常规准备。

2. 根据骨折位置和范围选择合适的骨折修复材料。

3. 冲洗术眼结膜囊、泪道。

4. 全面部消毒,铺巾时暴露双眼,便于术中对比。

(三)眶下壁骨折手术步骤

1. 全身麻醉下行下睑睫毛下(图 6-1-1)或下睑板下缘结膜切口。前者须在眼轮匝肌层次潜行分离至眶下缘(图 6-1-2),后者须沿下睑眶隔分离至眶下缘。手术开始时做下直肌牵引线。

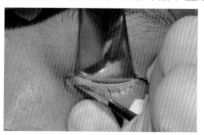

图 6-1-1 切口

注:在手术眼的下睑睫毛下 1.5mm 处做水平皮肤切口

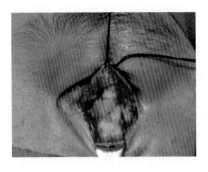

图 6-1-2　暴露眶下缘

注:用剪刀沿眼轮匝肌
下方和眶隔表面分离,保持
眶隔完整,避免脂肪疝出。
分离并暴露出眶下缘

2. 沿眶下缘切开骨膜(图 6-1-3)。神经剥离子沿眶下缘骨面
剥离骨膜,进入眶底骨膜下间隙(图 6-1-4)。

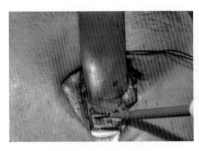

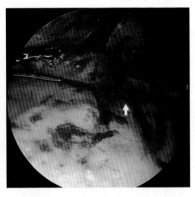

图 6-1-3　切开骨膜

注:骨膜血供丰富,最好采用单
极电刀(也可以用尖刀片)沿眶下缘
切开骨膜

图 6-1-4　骨膜下间隙分离

注:经眶下缘沿骨膜下间隙向深
部分离,暴露眶下壁骨折区,箭头所
示为骨折缘

3. 分离疝入上颌窦内的眶脂肪和下直肌还纳眶内(图 6-1-
5A、B),注意保护位于骨折外缘的眶下神经束。

4. 分离出骨折的各个边缘(图 6-1-6)后,适当修剪植入材料,
覆盖整个骨壁缺损区(图 6-1-7),材料的边缘应超过骨缺损区

2～3mm。

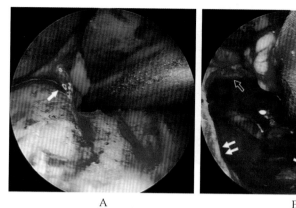
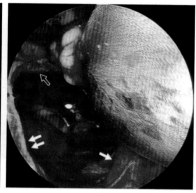

A   B

图 6-1-5　还纳组织

注:A. 钝性分离疝入上颌窦的脂肪,暴露骨折前缘,箭头所示为眶下动脉的分支,出血会影响术野,应直视下电凝;B. 将疝入上颌窦的软组织全部还纳眶内,并用脑压板保护。箭头为下壁的外缘,常位于眶下神经沟内侧。空箭头为下壁骨折的内缘,常位于筛-上颌骨支撑结构。双箭头所示为骨折前缘

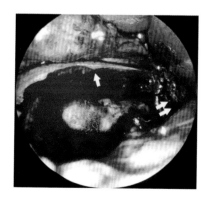

图 6-1-6　暴露骨折边界

注:箭头所示为骨折内缘,双箭头为骨折后缘。骨折的内缘和后缘相对暴露比较困难,但只有充分暴露,才能够在植入材料时避免组织嵌塞

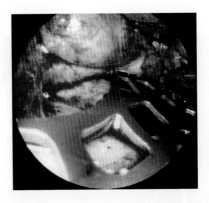

图 6-1-7　植入材料

注:植入预成形钛网覆盖骨折区,重建眼眶下壁。根据实际情况,也可以采用其他眶内种植体,比如可吸收板或高密度多孔聚乙烯板等

5. 牵引下直肌标记缝线,植入的材料不应出现被动运动或移位。

6. 观察术野无活动性渗血后,逐层缝合并关闭切口。

7. 膜囊内涂眼膏,绷带加压包扎患眼。

(四)眶内壁骨折手术步骤

1. 全身麻醉下行泪阜结膜切口,长约 1.5cm(图 6-1-8)。必要时行外眦剪开,松解睑裂张力。手术开始时做内直肌牵引线。

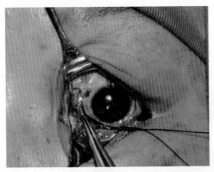

图 6-1-8　结膜切口

注:剪开左眼外眦韧带下支,松解睑裂张力后做纵行泪阜结膜切口

2. 剪开泪阜下质韧的纤维层(图 6-1-9),在泪后嵴后方锐性分离暴露眶内壁(图 6-1-10)。

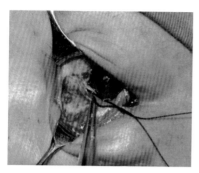

图 6-1-9　结膜下分离

注:分离结膜下组织,内眦部有细小动脉,易出血,建议小心锐性分离,双极电凝确切止血

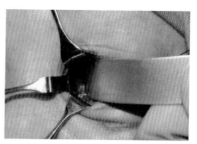

图 6-1-10　骨膜下分离

注:沿泪阜下方的纤维组织走行向泪后嵴后方分离,在其后方暴露眶内壁,脑压板保护眶内软组织,继续向深部分离可以显露眶内侧骨膜下间隙

3. 钝性分离疝入骨折区的眶脂肪、内直肌,将分离出的组织用脑压板保护并还纳眶内(图 6-1-11)。

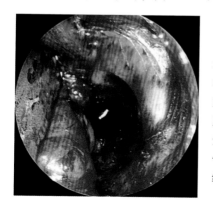

图 6-1-11　还纳组织

注:将疝入筛窦的软组织充分还纳眶内,并用脑压板保护,可直视骨折后缘和筛窦腔。陈旧骨折瘢痕粘连严重,应直视下小心分离,避免损伤内直肌和视神经。将骨折的前、后、上、下 4 个边缘充分暴露

4. 完全还纳疝入筛窦的软组织,显露骨折区的 4 个边缘,修剪适当大小的植入材料覆盖骨折区(图 6-1-12A),材料的边缘应超过骨缺损区 2~3mm。

5. 观察骨折后缘是否有软组织嵌塞在材料下方(图 6-1-12B)。牵拉内直肌牵引线,植入的材料不应出现被动运动或移位。

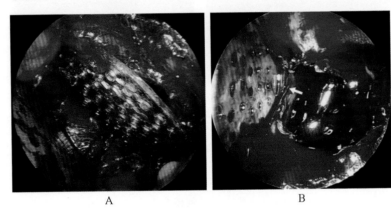

A   B

图 6-1-12　植入材料

注:A. 植入可吸收眶板重建眶内侧壁,植入材料的大小应大于骨折缺损区;B. 可吸收眶板放置满意后,要观察的后缘是否与骨折后缘(箭头)形成稳定的支撑,且没有内直肌或软组织被嵌塞。可牵拉内直肌观察是否有植入材料的伴随运动,如果有,说明有软组织被植入材料嵌塞,应再次调整植入材料的位置

6. 观察术野无活动性渗血后,逐层缝合并关闭切口。

7. 结膜囊内涂眼膏,绷带加压包扎患眼。

(五)术后处理

1. 常规给予静脉广谱抗生素 48 小时,静脉糖皮质激素 3~5天,有助于缓解术后水肿反应和瘢痕粘连。

2. 术后加压包扎 1~2 天,期间监测光感。去除绷带后观察眼球突出度及眼球运动恢复情况。必要时嘱眼球运动训练或牵拉肌肉。

3. 术后 2 周避免用力擤鼻动作,以防眶内气肿。

4. 术后如出现异常的眼球突出、运动受限较术前加重或视力下降,应尽快复查眼眶 CT,观察植入材料的位置及软组织复位情况。

第二节　眼眶减压术

一、眼眶减压手术的基础

(一)适应证

1. 暴露性角膜炎、角膜溃疡。

2. 压迫性视神经病变。

3. 眼眶回流障碍和充血水肿、疼痛。

4. 眼球突出导致患者不能接受的外观改变,发达国家 40% 的病例以美容为目的。

5. 糖尿病、高血压、胃十二指肠溃疡、角膜溃疡等不宜长期应用大剂量糖皮质激素者,或治疗过程中出现并发症,或治疗无效者。

6. 与眶压升高有关的高眼压,常规治疗无效时可试行眼眶减压手术。

(二)手术方法的选择

1. 外壁减压术术后的新发复视发生率最低,减压效果取决于骨壁的厚度和切除范围。内壁减压可经鼻内镜入路或泪阜结膜入路,适合解决内直肌粗大压迫视神经者或轻度的眼球突出患者。下壁减压术操作简单,减压空间较大。脂肪减压适合轻微眼球突出且眶脂肪纤维化不严重者。

2. 以上多种减压术式可根据患者的眼球突出度、情况组合选择。

3.三壁骨性减压术即外壁、内壁及下壁减压,适合压迫性视神经病变和眼球突出度＞24mm 的严重患者。眶尖部骨壁的切除,可以有效缓解视神经的受压情况。

二、眼眶平衡减压术

(一)术前准备

1.完善全身麻醉术前准备,查甲状腺功能,如甲状腺功能过高,有诱发甲状腺功能亢进危象的风险。

2.眼眶 CT 检查评估鼻窦是否清洁,眼外肌是否增粗,眶外壁的厚度等个体化因素。

3.除常规眼科检查外,应测量眼球突出度、眼压、斜视度、复视、眶压等。

4.外壁减压的患者,术前应剃除鬓角毛发。

(二)手术步骤

1.手术应在全身麻醉下进行。外壁减压的切口有外眦部水平切口、双重睑外延切口(图 6-2-1)或双重睑外 1/2 切口,可根据患者外观要求、外壁的磨骨范围而选择。

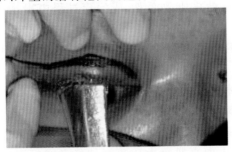

图 6-2-1　皮肤切口
注:双重睑切口,向外侧延长约 1.5cm

2.分离皮下组织暴露眶外缘(图 6-2-2),电刀切开眶缘骨膜(图 6-2-3A),分离骨膜,暴露骨性眶外缘(图 6-2-3B)。电锯截断颧额缝和颧弓上缘间的眶外缘骨瓣(图 6-2-4),取下骨瓣后用磨钻磨除蝶骨大翼和泪腺窝处骨壁(图 6-2-5A),如磨除全部眶外壁后可显露颞叶前极的脑膜(图 6-2-5B)。分离并切除相应范围的眶骨膜,钝性分离肌间膜,使眶脂肪和泪腺向颞窝和扩大的泪腺窝疝出。外壁可留置橡皮引流条。

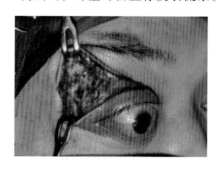

图 6-2-2　皮下组织分离

注:沿眼轮匝肌表面潜行分离至眶外缘

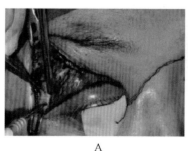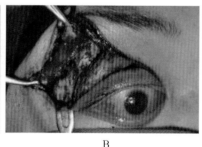

A　　　　　　　　　　　　B

图 6-2-3　暴露骨性眶外缘

注:A.采用单极电刀(或尖刀片)切开眶外缘骨膜;B.剥离眶缘骨膜,暴露骨性眶外缘

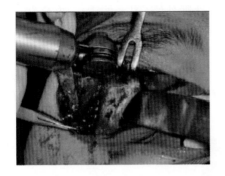

图 6-2-4　制作骨瓣

注:采用往复锯切开眶外缘,根据减压范围截取眶外缘骨瓣,使用电锯时应注意脑压板保护眶内软组织

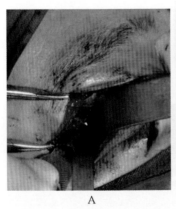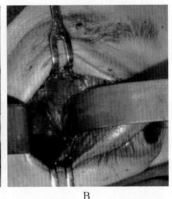

A　　　　　　　　　　　B

图 6-2-5　磨除骨质

注:A. 眶外壁骨质坚硬,可使用磨钻磨除眼眶外侧壁骨质和泪腺窝骨质,实现减压效果。磨钻使用过程中应注意避免损伤外直肌和后方脑膜;B. 在磨除全部眶外壁后可显露颞叶前极的脑膜

3. 内壁减压须行泪阜结膜弧形切口(图 6-2-6),长约 1cm。锐性分离至泪后嵴后(图 6-2-7),咬除筛骨纸板(图 6-2-8)。上界为额筛缝,下界为筛-上颌骨支撑结构,后界可至眶尖。骨壁切除后,划开眶骨膜和肌间膜,使内直肌和脂肪向筛窦疝出。

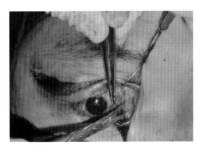 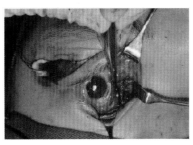

图 6-2-6　剪开结膜

注:外壁减压完成后可进行内壁减压。切口采用结膜切口,即纵向弧形剪开泪阜结膜

图 6-2-7　结膜下分离

注:沿泪阜下方的纤维组织走行向泪后嵴后方分离,暴露眶内侧壁

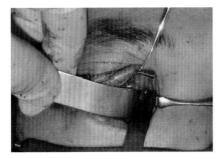

图 6-2-8　咬除骨质

注:脑压板保护眶内软组织,显露内壁骨膜下间隙,咬除眶内壁骨质,范围上至筛骨水平板、下至筛-上颌骨支撑结构,深可至眶尖,前缘应在眼球后极后方

4. 眶外缘骨瓣复位,使用钛钉和钛板固定。依次缝合眶缘骨膜、皮下和皮肤切口和泪阜结膜切口(图 6-2-9)。绷带加压包扎。

5. 术后常规给予静脉广谱抗生素、激素、止血药 1～2 天。

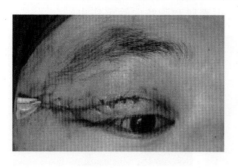

图 6-2-9　缝合切口

注:缝合皮肤切口,颞窝置橡皮引流条

(三)术后处理

1. 术后监测光感,48 小时后撤除引流条。

2. 避免擤鼻等动作,鼻孔出血可用棉球填塞。

3. 术后换药应观察眼球突出度、眼位、眼球运动、复视、伤口愈合等。

(王　毅)

参 考 文 献

[1] 肖利华,王　毅.眼眶骨折的诊断与治疗.北京:人民卫生出版社,2014.

[2] 王　毅,肖利华,杨忠昆,等.改良眼眶减压术治疗重度甲状腺相关眼病的疗效观察.中华眼科杂志,2013,49(3):242-249.

[3] 王　毅,肖利华.眼眶内壁爆裂性骨折的手术修复.中华眼科杂志,2012,48(8):688-695.

[4] 王　毅,杨　娜,李月月,肖利华.微创多壁眼眶减压术治疗轻和中度甲状腺相关眼病的眼球突出.中华眼科杂志,2017,53(2):128-135.

[5] Pham T T,Lester E,Grigorian A,Roditi R E,Nahmias J T. National

Analysis of Risk Factors for Nasal Fractures and Associated Injuries in Trauma. Craniomaxillofac Trauma Reconstr,2019, 12(3): 221-227.

[6] Bregman J A,Vakharia K T,Idowu O O,Vagefi M R,Grumbine F L. Outpatient Surgical Management of Orbital Blowout Fractures. Craniomaxillofac Trauma Reconstr,2019,12(3): 205-210.

[7] Kholaki O,Hammer D A,Schlieve T. Management of Orbital Fractures. Atlas Oral Maxillofac Surg Clin North Am,2019, 27 (2): 157-165.

[8] Barh A,Swaminathan M,Mukherjee B. Orbital fractures in children: clinical features and management outcomes. J AAPOS,2018, 22(6): 415 e1-415 e7.

[9] Senese O,Boutremans E,Gossiaux C,Loeb I,Dequanter D. Retrospective analysis of 79 patients with orbital floor fracture: outcomes and patient-reported satisfaction. Arch Craniofac Surg, 2018, 19 (2): 108-113.

第 7 章

手术录像

录像 1　下睑倒睫矫正术（作者：刘荣）

录像 2　显微镜下小切口重睑成形术（作者：秦伟）

录像 3　全切法重睑成形术（作者：李曾显）

录像 4　显微镜下小切口上睑下垂矫正术（作者：秦伟）

录像 5　经典法上睑下垂矫正术（作者：刘荣）

录像 6　显微镜下内眦赘皮矫正术（作者：谭佳）

录像 7　显微镜下内眦分裂痣-邻近皮瓣修补术（作者：秦伟）

录像 8　显微镜下上睑睑缘色素痣-全层滑行皮瓣修补术(作者:秦伟)

录像 9　显微镜下下睑色素痣-板层滑行皮瓣修补术(作者:秦伟)

录像 10　内镜辅助泪道探通术(作者:张将)

录像 11　明胶海绵法内镜泪囊鼻腔吻合术(作者:秦伟)

录像 12　生物材料填充法内镜泪囊鼻腔吻合术（作者：王耀华）

录像 13　显微镜下泪小管断裂吻合术（作者：秦伟）

录像 14　利用自体壳的一期义眼台植入术（作者：卢蓉）

录像 15　无包裹的二期义眼台植入术（作者：秦伟）